# 終末期の苦痛が
# なくならない時、
# 何が選択できるのか？

## 苦痛緩和のための鎮静〔セデーション〕

### 森田達也
聖隷三方原病院 副院長 緩和支持治療科

医学書院

## 森田 達也
Tatsuya MORITA

1992年京都大学医学部卒業。1994年聖隷三方原病院ホスピス科，2003年緩和ケアチーム医長，2005年緩和支持治療科部長，2014年副院長。緩和治療の専門医として，「時期を問わない」緩和治療，緩和ケアに携わる。2012年より京都大学臨床教授。Textbook of Palliative Medicine and Supportive Care (Second Edition) を Bruera E, Higginson I, von Gunten CF と共同編集。Journal of Pain Symptom Management, Journal of Palliative Medicine の編集委員 (editorial board)。

---

終末期の苦痛がなくならない時，何が選択できるのか？
―苦痛緩和のための鎮静〔セデーション〕

| | |
|---|---|
| 発　行 | 2017年2月15日　第1版第1刷ⓒ |
| | 2019年2月1日　第1版第3刷 |
| 著　者 | 森田達也 |
| 発行者 | 株式会社　医学書院 |
| | 代表取締役　金原　俊 |
| | 〒113-8719　東京都文京区本郷1-28-23 |
| | 電話　03-3817-5600（社内案内） |
| 印刷・製本 | アイワード |

本書の複製権・翻訳権・上映権・譲渡権・貸与権・公衆送信権（送信可能化権を含む）は株式会社医学書院が保有します。

ISBN978-4-260-02831-8

本書を無断で複製する行為（複写，スキャン，デジタルデータ化など）は，「私的使用のための複製」など著作権法上の限られた例外を除き禁じられています．大学，病院，診療所，企業などにおいて，業務上使用する目的（診療，研究活動を含む）で上記の行為を行うことは，その使用範囲が内部的であっても，私的使用には該当せず，違法です．また私的使用に該当する場合であっても，代行業者等の第三者に依頼して上記の行為を行うことは違法となります．

**JCOPY**〈出版者著作権管理機構　委託出版物〉
本書の無断複製は著作権法上での例外を除き禁じられています．複製される場合は，そのつど事前に，出版者著作権管理機構（電話 03-5244-5088，FAX 03-5244-5089，info@jcopy.or.jp）の許諾を得てください．

# はじめに

　本書のテーマは,「死亡直前の苦痛に対応する手段には何があるのか」であり,手段としての鎮静(セデーション,苦しい時に睡眠薬や麻酔薬を使用して眠ること)の是非である。

　「がんになったら苦しい」vs.「がんになっても痛み(苦しみ)は完全に取れる」…この二極論はどちらもある程度正しく,どちらもある程度間違っている。実際のところは,「がんになれば,苦しいところは(健康な時よりは)増える。苦痛に対応する方法はそれなりにあって,そこそこ苦痛を和らげることはできる場合も多いけれど,苦痛を完全にはなくせないこともある」。これが筆者が体験し,国際的な研究知見の告げる妥当な(と筆者は思う)いまの時点の結論である。

　不必要にがんの苦痛を怖がらせる「壮絶!! がんとの闘い」のようなステレオタイプの見出しの並ぶ雑誌もどうかと思うが,「がんでも全く苦しくない」が事実とは筆者には信じられない。実際,筆者が出会う患者さんたちは,「患者さんの望むようには,苦しみを0にしてあげられなかった」ことが少なくない。これが,普遍的な事実なのか,あるいは,筆者の緩和治療の技術が未熟なのかはわからないが…。

　本書は,終末期医療について考えるすべての人向けに,「死亡直前の苦痛に対応する手段には何があるのか」,特に鎮静についての理解を深めてもらいたいという願いから書いた。鎮静の位置づけについては,1990年に国際的に初めての学術的な議論が起きて以来,今日に至るまで,海外では着々と質の高い議論が続けられている。しかし,筆者が見る限り,国内の議論はここ30年近く一向に深まらない。どうしてなのかその正確な理

由は筆者にもわからない．おそらくは，実際に現場を体験する人が限られているためイメージが持ちにくいこと，海外で盛んに研究論文が発表されるにもかかわらず正確にその意図を伝えている国内向けの記事が少ないこと，領域が医学から生命倫理，死生学まで幅広いため相互の共通言語が少ないことが考えられる．したがって，本書は，通常の医学書よりもやや広範な読者を想定し，特に現場に立たされることの少ない人文系の諸氏にも理解しやすいように努めた．想定している主な読者は，鎮静について考えたい医師，看護師など医療関係者，生命倫理学・哲学・死生学・法学関係者，学生や一般の方々である．

いままさに患者さんやご家族の立場として読まれる方もいらっしゃるかと思いますが，本書は本来的には，学術的な問題として，「死亡直前に緩和されない苦痛に対応する手段として鎮静は適切なのか」を検討する題材としてもらうことを意図したものです．表現がダイレクトになっているところが多いかと思いますので，もし読まれる場合には，その点，おゆるしをお願いします．

本書が，我が国において「一向に深まらない」鎮静についての議論を，少しずつ深めることのできる1つのきっかけ，最初の一歩となれば筆者としてはありがたい．そして，最終的には，日本の中で，終末期の苦痛に対する方向性，コンセンサスを，個人の考えや経験からだけではなく，広く国際的な知見を含めて討議できるようになることを願っている．

最後に，医学書院の品田暁子さんへの謝意を記しておきたい。筆者がこいつはすごいな，と思う編集者はいまのところ2名いる。彼女はそのひとりだ。初めて会ったのは築地の国立がん研究センターの喫茶店で，「少しでいいから面会お願いします」と資料を抱えてやってきた。全身から，「世の中にない本を作りたい」オーラがひたひたと，しかし力を持って立ちのぼっていた。彼女には編集という枠はそもそもあるのかないのか，筆者の言いたいことを理解して，原論文にこつこつ当たって図表の作成を進めてくれた。筆者の他の本と同じように，彼女がいなければ本書は確実に世に出ていなかった。

　筆者が専門とする緩和ケア臨床は文字通りチーム医療であり，医師1名ではたいしたことができない。いつも誰かに助けられ，なんとか緩和ケア医は生き延びている。本書にあっても，筆者だけでは成り立たなかった部分を0から形作ったのは彼女の信念に基づいた働きである。信念を持った人は貴い。重ねて，最上級の感謝を示したい。

2016年12月

森田達也

## Contents 目次

**Prologue** これは通常の治療なのか？ 鎮静なのか？ 安楽死なのか？
―現場のもやもや | 1

# Part 1 鎮静を議論する上で知っておくべきこと | 23

Chapter 1 いまのところのまあまあコンセンサスがある鎮静の定義 | 25

Chapter 2 鎮静の歴史的経緯―大枠をつかむ | 32

Chapter 3 鎮静を議論する上で知っておきたい基盤となる知識1：
倫理原則 | 45

Chapter 4 鎮静を議論する上で知っておきたい基盤となる知識2：
鎮静は死を早めるのか？ | 59

Chapter 5 鎮静を議論する上で知っておきたい基盤となる知識3：
日本と世界の現状 | 68

Chapter 6 鎮静を議論する上で知っておきたい基盤となる知識4：
現象学の考え方―そもそも真実はあるのか？ | 91

## Part 2 考察 発展的に議論する | 97

Chapter 7　臨床医学がするべきこと1:
鎮静を考える前に
「誰が行っても及第点のとれる苦痛の緩和方法」
を標準化せよ | 99

Chapter 8　臨床医学がするべきこと2:
「鎮静」を実施する時の方法を標準化せよ | 112

Chapter 9　倫理・法学・臨床家がするべきこと1:
はっきりとしたシロとはっきりとしたクロは明確にせよ | 123

Chapter 10　倫理・法学・臨床家がするべきこと2:
グレーゾーンでの意思決定の仕方のひな形を作れ | 134

Chapter 11　基礎医学がするべきこと:
死亡直前の苦痛の体験を科学的に解き明かせ | 141

Chapter 12　日本人みんなが考えるべきこと:
どういう最期の迎え方がいいのか？を真剣に考えよう | 148

Epilogue　現場のもやもやをすっきりさせる
　　　　　──最初の事例に立ち返る | 158

安楽死・自殺幇助・自殺・持続的深い鎮静についての
筆者個人の考え | 177

索引 | 179

ブックデザイン　遠藤陽一（デザインワークショップジン）
イラスト（表紙・本文）　ふるやまなつみ
折り紙作品（表紙）三谷純

# Prologue これは通常の治療なのか？鎮静なのか？安楽死なのか？
## 現場のもやもや

　本書の冒頭に，実際の現場で出会ういくつかの情景を提示したい。ここでは，現場ではこのようなことが起きている，それに対してああいう人もいるしこういう人もいる。なんとなく全体が「もやっとする」ことを体験してもらうことが目的である。本書全体を読み終わって，ここに挙げた「もやっと」が少し「すっきり」すればいい。

## Case 1 通常の治療か鎮静か
### —呼吸困難に対するモルヒネと鎮静薬

**初期の対応**

　肺がんにかかわらず多くのがんで肺に転移を生じる。初期のうちには，酸素を投与したり，モルヒネを少量使用することで，呼吸困難を副作用なく和らげることができる。現代では，多くの医師が呼吸困難の緩和に少量のモルヒネ（あるいは類似のオピオイドと呼ばれる麻薬性鎮痛薬）を投与する。

　一般的に信じられていることとは異なり，モルヒネを使用したからといってそれ自体で寿命が縮まることはないし，少量で意識が低下することもない[1]。咳止めとして薬局でも市販されているコデインは内服すると肝臓で代謝されて6分の1がモルヒネになるため，咳止めのコデインを使用したことのある人はモルヒネを内服したのと同じである（「おそろしい副作用」は何も起こらない）。複数の臨床試験によって，**モルヒネが（意識を低下させなくても）呼吸困難を和らげる**ことが確認されている[2,3]。つまり，呼吸困難に対してモルヒネを投与することは「通常の治療」である。

▼モルヒネが（意識を低下させなくても）呼吸困難を和らげる
ただし，モルヒネで「呼吸困難がすべてなくなる」のではない。p.102を参照。

**少量のモルヒネで緩和できない場合の選択肢❶**
**モルヒネを（意識が低下したとしても）増量する**

　問題は，さらに病気が進行して肺全体に腫瘍が広がるようになった場合

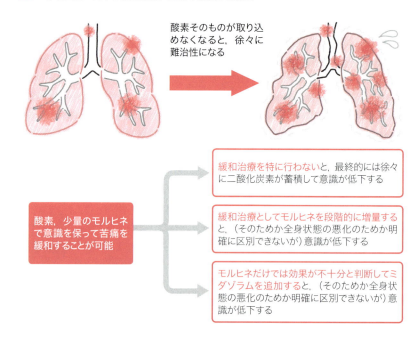

図1 ● 呼吸困難に対する緩和治療：通常の治療か鎮静か

で，酸素を十分に取り込むことができず，「酸素が足りない」状態に徐々になる（図1）。これが現在，「緩和困難な苦痛」として挙げられることの多い呼吸困難である。英語圏ではrefractory dyspneaといわれる。refractoryというのは，耐えがたいという意味ではなく，標準的な通常の治療方法で緩和できない，治療抵抗性の，という意味である。少量のモルヒネでは十分に呼吸困難が和らがない，という状況を指す。似た単語でintorelableやunendurableが用いられるが，これは「患者さんにとって耐えがたい」という意味で，治療が困難という意味とは異なる。intractableという表現は両方の意味に用いられているが，最近ではあいまいなので使わない傾向がある。

「緩和できない呼吸困難はない」という意見を国内で聞くことが時にあるが，逆に，「緩和できない呼吸困難があることを前提として，どのような研究が今後必要か？」といった文脈で海外では討議が行われている[4]。筆者には日本人だけが呼吸困難を緩和できているとは思えない。つまり，緩和できない呼吸困難（refractory dyspnea）は世界にも日本にも「ある」。

少量のモルヒネや酸素で緩和できず，「息が苦しい」と苦しんでいる患者に対して，現代の医師がとりうる最も一般的な方法は，投与しているモルヒネの量を少しずつ増量することである。モルヒネを少しずつ増量すると，意識はしっかりしたまま呼吸困難が和らぐ人もいるが，（モルヒネのためなのか，もともと呼吸状態が悪化して二酸化炭素が蓄積しているためなの

かは不明だが)，結果的には，「うとうとして」苦しくない，という状態になる（ことが多い，少なくない）。

　さて，ここに，もやもやする議論の種をまいてみよう。このように，「患者が（結果として）うとうとするまでモルヒネを増量する」ことは通常の治療なのか，鎮静なのか。本書で詳細を述べていくとして，モルヒネが呼吸困難そのものに有効であることと，患者の意識が低下したことは増量されたモルヒネのためか全身状態の悪化のためかを明確に区別する方法がないことから，「通常の治療」に位置づける専門家が多い。鎮静の定義を広くとって，「副次的鎮静」という概念を使用する場合には，これを副次的鎮静だと呼ぶ専門家もいる。一方，鎮静についての昨今の議論を全く知らない臨床家は，かつて終末期になると「モルヒネを適当に（多めに）使って患者の意識を下げる」という行為をしていた時代があったことから，「モルヒネでセデーション（鎮静）する」と呼ぶものもある。このように，患者から見れば，または客観的にはモルヒネを投与されるという同じ行為を受けるにもかかわらず，医師（専門家）によってそれを鎮静と呼ぶか通常の治療と呼ぶかに違いがある—これが議論が深まらない大きな要因である。鎮静については，「あれをこう呼ぶ」，「これをこう呼ぶ」の議論が国際的にもある程度継続されており，国内だけの問題ではない[5]。臨床の現場で通常の医療と鎮静を明確に分けることのできない理由は何なのだろうか（この段階では，まだもやっとしていていいので先に進もう）。

▼副次的鎮静
もともとその症状に効果のある薬剤を多めに使用して，結果として生じた意識の低下を許容すること。鎮静の定義については p.25を参照。

　二酸化炭素が蓄積して…というのはどういうことか，少し説明する。人間は酸素を吸って二酸化炭素を吐くが，呼吸不全が進行してくると二酸化炭素を吐ききれずに蓄積する。低酸素の状態は意識がしっかりしており苦しい状態であるが，二酸化炭素が蓄積し始めるとそれが原因で意識がもうろうとして，ほどよい眠気がもたらされることが多い。これを$CO_2$ナルコーシスと呼ぶ。そもそもモルヒネを全く投与しなかったとしても，最終的には呼吸をする筋肉が疲労するので，二酸化炭素が蓄積して意識が低下する。鎮静を考える上で問題なのは，患者の意識が下がっているのがモルヒネのためであるのか，鎮静薬のためであるのか，はたしてそもそも自然経過であるのかを区分する医学的方法が現時点でないことである。

## 少量のモルヒネで緩和できない場合の選択肢❷
## 鎮静薬ミダゾラムを追加する

　もし，モルヒネの増量だけで効果が不十分だとみなされた場合に，異なる薬剤を追加する場合はどうだろうか。このような時に最もよく併用される薬剤がミダゾラムである。ミダゾラムは麻酔薬であるが，（健康人や比

較的身体状態のいい患者では）少量投与であれば必ずしも意識が下がるわけではない。例えば，ミオクローヌスといって身体がぴくぴくする症状が起きることがあるが，このような時にはミダゾラムをごく少量投与すると，意識に影響せずにミオクローヌスを抑えることができる。これは一般的な緩和治療である。呼吸困難にミダゾラムを使用する場合はどうだろうか。ミダゾラムを併用することで，（これまた，ミダゾラムのためなのか，もともと呼吸状態が悪化して二酸化炭素が蓄積しているためなのかは不明だが），意識が低下する場合はあるにせよ，呼吸困難は和らぐことが多い。これは「鎮静」だろうか。

　呼吸困難に対してミダゾラムを追加する時に，ミダゾラムそのものに呼吸困難を和らげる効果があるのか，単に，意識が下がる（「眠らせる」）だけなのか，という疑問がまずある。最近の臨床研究では，終末期の呼吸困難に対して，モルヒネ単独よりも，モルヒネとミダゾラムを併用したほうが（意識の低下を起こさなくても）呼吸困難が緩和することが示唆された[6]。さらには，外来で呼吸困難の原因を精査している途中の（つまりは終末期ではない）がん患者の呼吸困難に対しても，経口ミダゾラムはモルヒネよりも（当然だが意識の低下をきたさなくても）有効であったという[7]。これらの一連の研究は同一施設からしか出されておらず，ランダム化試験ではあるが必ずしも質が高いとはいえないために，まだ「確実な知見」ではない。にもかかわらず，ここでは，「これまで鎮静薬として認識されていた薬剤が，実は，鎮静しなくても呼吸困難を緩和する効果があることが後でわかったらどう考えるのか」という疑問を投げかけてくれる。

　「ミダゾラムが呼吸困難の治療に有効」という視点からは，そもそもミダゾラムを投与することは呼吸困難に対してモルヒネを増量しているのと同じであって，ミダゾラムを使用しただけで鎮静とはいえないという主張が成り立つ。どちらかといえばイギリスの緩和治療専門家はモルヒネの増量はもちろん，ミダゾラムの追加も通常の緩和治療の一環であって，患者の苦痛に合わせて徐々に増量していって，その結果として患者が深く眠るようになったとしても（そもそもそれが薬剤の効果なのかどうかすらわからないので），（特段意味ありげな）「鎮静」とは呼ばない傾向がある[8]。仮に鎮静と呼んだとしても，それは，症状が取れるだけの最小の量を少しずつ投与する方法で，proportional sedationという言い方を好む。終末期に意識の下がる可能性のある薬剤を追加することは広く行われることであり，症状緩和として徐々に増量する方法で行われる。古典的研究を1つ紹介したい。我が国でホスピスケアのお手本として最もよく挙げられるセントクリストファーズホスピスにおいても，（特に驚くべき数値というわけでも

なく）ミダゾラム10 mg/日以上を使用した鎮静は約50％に実施されており，ミダゾラム自体は82％の患者に使用されている[9]。これらは，「鎮静といえば鎮静なのかもしれないけど，はっきり意識を下げよう，という意思があってしているのじゃなくて，呼吸困難を減らそう，減らそうと思って，効果のありそうな鎮静薬を少しずつ使っているだけだよ」という説明になる。原文を（わかりやすいように単語を置き換えて）引用すると，「鎮静を受けた患者にミダゾラムを投与した目的は，患者を無意識にしようということではなくて，苦痛を取ることだった。結果的に，苦痛が取れる量は苦痛を取るという目的に相応な・見合った量が用いられた（The aim for patients sedated was not unconsciousness but relief of their symptoms, and the doses of medication used were proportionate to that aim）」。

　一方，次のような説明もありえる。モルヒネの増量で苦痛が取れず，患者も「苦しいよりは眠っていたい」と希望する場合，「眠っているほうが患者の利益にかなうだろう」と考えて，「患者が眠ることを（確実に・かなり・少しは意識した）目的として」ミダゾラムを投与する。投与量は同じで，やはり少量からである（特段多くの量が用いられるわけではなく，使用量は変わらない）。その結果，患者が就眠するとそれは（たいていの場合は現代では）「鎮静（持続的深い鎮静）」と呼ばれる。
　このように見てくると，結局のところ，モルヒネにミダゾラムを追加する行為を鎮静と呼ぶか症状緩和と呼ぶかは，**医師の「意図」**（主張といってもよい）によって違っているに過ぎないように見える。つまり「鎮静した」か「通常の治療を行った結果，患者が眠った」かの言い方が違うだけのように見える。使用する薬剤の量も投与方法も変わらず，患者から見れば同じように呼吸困難が取れて意識が低下するという結果をもたらしたにもかかわらず，である。ここに「鎮静論争」がいまひとつ深まらない1つの原因がありそうだ。
　ところで，呼吸困難に対してモルヒネを使用する，ミダゾラムを使用することを「安楽死」と感じる読者はいるだろうか。以前はそのような考えは一般的であった。しかし，現在の緩和医学では両方の行為を安楽死かも？と考える専門家はおそらくいない。その理由は，モルヒネが呼吸困難そのものに有効であることが臨床試験で示されていること，実際にモルヒネやミダゾラムの投与を受けた患者で生命予後が短くなることが示されていないからである[1, 10, 11]。つまりは，酸素が確保できない状態で長く生きることのできる人間がいないということであり，モルヒネを使ったから，ミダゾラムを使用したからといって寿命が縮まったわけではないらしいのであ

▼医師の「意図」
鎮静を行う医師の「意図」は検証が難しく，しばしば実にやっかいな問題となる。p.48で詳しく説明する。

る。モルヒネや鎮静薬が寿命を縮めるという前提で議論が成り立っていた時代（**二重効果の時代**）があったが，現代では，呼吸困難やせん妄に対してはそれはそもそも医学的事実ではないことが徐々に検証されてきている。初期には，例えば，死亡直前にオピオイドを増量することはあっても患者の生命予後を短縮していないことが（現在から見ると比較的初歩的な解析方法で）示され，最近の生物統計学の方法を用いても，やはり**持続的深い鎮静は生命予後を縮めない**ことが示された[10, 11]。後者は日本の研究である。

もちろん，どのような薬剤にも常識的な使用量というものがあり，臨床研究で効果があるとされた使用量の何倍もの薬物を投与すればそれは別である。抗がん治療を受けて患者が死亡したとしても適切なレジメンで行われていた場合に，「安楽死」とは誰もいわないであろう。それは治療関連死（副作用による死亡）である。呼吸困難に対する緩和治療にも同じことがいえる。

> ▼二重効果
> 生命倫理の4原則が成り立たない時にしばしば用いられる考え方。p.46で，鎮静を二重効果の原則に当てはめて解説する。

> ▼持続的深い鎮静は生命予後を縮めない
> 「鎮静は死を早めるのか？」，この課題についてはChapter 4（p.59～）で詳しく取り上げる。

## Case 2 通常の治療か鎮静か —せん妄に対する抗精神病薬と鎮静薬

### 初期の対応

呼吸困難と並んで鎮静の適応となることが多いのが，せん妄である。せん妄とは，身体的な要因が原因の意識の障害のことであり，肝不全，腎不全，低酸素，敗血症など生命に関わる事態が原因で脳機能が低下して幻覚や興奮が生じることを指す。せん妄の原因は多彩で，原因によって一様には考えられないが，ここでは，肝不全によるせん妄を考える（図2）。肝不全・腎不全などの代謝障害は，死亡直前期のせん妄の原因の30％程度を占める[12, 13]。つまり，比較的典型的である。

せん妄は死亡直前期だけに生じるものではなく，手術後や入院時などによく生じる。現在，標準的な治療と考えられているのは，少量の**抗精神病薬**の投与であり，患者の意識をそれほど低下させずにせん妄からの回復を促す（本書の執筆時点で，緩和ケアにおいてこの標準治療には効果がないとする比較試験の公開が予定されている）。抗精神病薬を少量投与してもそのせいで患者の意識が完全になくなることはない。呼吸困難と同じことであるが，何も投与しなくても，「そのうち」自然経過で患者の意識は低下する。肝不全の場合，通常肝臓で代謝されている物質が蓄積して傾眠から昏睡に至る。しかし，その間せん妄症状による苦痛があるので，苦痛を緩

> ▼抗精神病薬
> いわゆるmajor tranquilizer（メジャートランキライザー）。緩和治療では制吐剤としてもよく用いられる。もちろん少量で意識の低下をきたすことはない。

図2 ● 肝不全によるせん妄に対する緩和治療：通常の治療か鎮静か

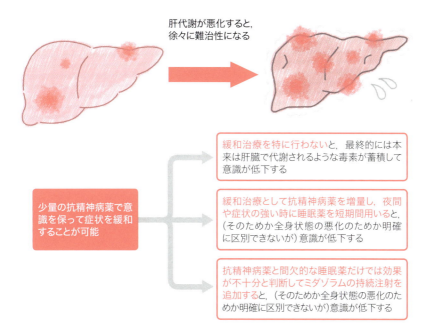

和するためにどのような手段をとるかが問われる。せん妄による主な苦痛は，幻覚（何かが見える），妄想（誰かにおそわれるなど現実ではない思いにとらわれる），身の置き所のなさ（落ち着かない）である。少量の抗精神病薬でこれらの患者の苦痛を緩和することが初期の目標である。せん妄症状が本当に患者の苦痛になっているかは，実は，意識障害のある患者の苦痛をどのように定量しえるのかという根本的な問題があり難しい。少なくとも，せん妄から回復した患者が苦痛であったと想起し，死亡直前期の家族にとっては苦痛をともなう体験であることがわかっている[14, 15]。

### 少量の抗精神病薬で緩和されない場合の選択肢❶
### 抗精神病薬を増量して睡眠薬を間欠的に投与する

せん妄症状が少量の抗精神病薬でおさまる場合はいいのだが，おさまらない時にどうするのかの問題が生じる。最も多いのは，おそらく，これは終末期に限ったことではなく集中治療室でも術後でも同じだが，抗精神病薬を全体に増量して，かつ，夜間を中心に興奮が激しい時には睡眠薬であるベンゾジアゼピン系薬剤を投与することである。これによって，全体にうとうとする度合いが増えるが，せん妄症状がひどい時には眠っていられるようになる。これを「ベンゾジアゼピン系薬剤の併用」という。抗精神病薬の種類を変えて，さらに鎮静作用のある抗精神病薬を使用することもある。ここまでは通常の治療と考える医師が多いと思うが，医師によって

は鎮静（間欠的鎮静）というかもしれない。

### 少量の抗精神病薬で緩和されない場合の選択肢❷
### 鎮静薬ミダゾラムを持続的に投与する

　抗精神病薬と間欠的な睡眠薬の投与で症状がおさまらない場合，どういう選択肢があるのか。睡眠薬を数時間投与すると患者は休むことができる，しかし目を覚ますとまた（コミュニケーションが成り立つわけではないが）幻覚や興奮があって，また睡眠薬を使用して眠る…の繰り返しになることがしばしばある。その間にコミュニケーションがとれる状態であれば，間欠的な鎮静を繰り返すということもあるが，肝不全の場合は，もともとの病気のせいで意識が混濁しているのだから，睡眠薬使用の有無にかかわらず複雑なコミュニケーションがとれないことには違いがない。そこで，少し目が覚めてきたら身の置き所のなさがひどくなって眠って，また目が覚めてきたらまた身の置き所のなさがひどくなってまた眠って…といった状態を繰り返すことは患者にとっても本意ではないだろう（患者が以前に，もしこうなったら静かに眠れるようにしてほしいと言っていた）といった患者の推定意思をもとにして，ミダゾラムの持続投与を行うという実践は，比較的しばしば行われるものである。

　持続的に鎮静薬（たいていはミダゾラム）を投与することで，患者は意識のない状態になってせん妄症状からは解放される。意識が低下したのはおそらくは鎮静薬の直接の影響だろうが，そのまま経過を見ていたとしても肝不全が進行すれば同じように昏睡になる（と医学的には考えられる）。この行為は通常の緩和治療か，鎮静か。呼吸困難についてと同じように，「興奮に対してミダゾラムを少しずつ投与して，その結果（苦痛が緩和するのに相応して）患者の意識が低下したに過ぎない」という立場からは通常の治療と主張され，「はっきりと，眠れることを意識して鎮静薬を投与した」という立場からは，昨今の鎮静の定義では**持続的深い鎮静**に該当する。これまた呼吸困難と同じことであるが，医学的手段としては患者の意識が低下する（症状が緩和する）までミダゾラムを徐々に増量するということであり，一方で患者から見ればせん妄症状がなくなる代わりに意識が低下するということである。しかし，それらは「通常の緩和治療」と呼ばれたり「持続的深い鎮静」と呼ばれたりする（しうる）。

　この事例を「安楽死」と考える読者はどれくらいいるだろうか。肝不全によるせん妄では，そもそも原疾患で生命予後が限られていること，鎮静薬を使用する直前に食事がとれているような状態ではないことから（つまり，鎮静によって急に水分や栄養が摂取できなくなるわけではないことか

▼持続的深い鎮静
continuous deep sedation（CDS）。p.26を参照。

ら），安楽死ととらえるものはほとんどいないだろう。もちろん実証研究上，明らかな生命予後の短縮は認められていない[11]。

##  通常の治療か鎮静か，ひょっとして安楽死？ ─疼痛に対するモルヒネと鎮静薬

呼吸困難とせん妄はそれ自体生命予後が緊迫していることを示す症状である点から，モルヒネを使用しようと鎮静薬を使用しようと，緩和治療と安楽死との異同の議論は比較的起こりにくい。鎮静の概念が提案された初期には，鎮静は生命予後を短縮するとされていたが，その後実証研究が進んで，（生命予後を短縮することを前提とした）「二重効果の原則の議論は不要である」との結論が繰り返して示されてきた[10]。前述の10年以上前のセントクリストファーズホスピスの古典的研究から原文を引用しておこう[9]：「終末期の症状を和らげるために麻薬や鎮静薬を使用すると患者の死を早めるという懸念を一般人はよく持っているし，専門家の中にもそう考えるものがある。しかし，実際には，鎮静薬を死亡前数時間で増量しても患者の生命が縮まることはない。したがって，二重効果の原則が鎮静に当てはまることはめったにない（There is a widespread public and, to a lesser extent, professional concern that any doses of drugs sufficient to control symptoms of terminal illness inevitably, or at least frequently, hasten the patiuen's death. (However), sedative dose increases in the last hours of life were not associated with shortened survival overall. Suggesting that the doctorine of double effect rarely has to be invoked to excuse sedative presctibing in endstage care)」。

図3 ● 痛みに対する緩和治療：通常の治療か鎮静か，ひょっとして安楽死？

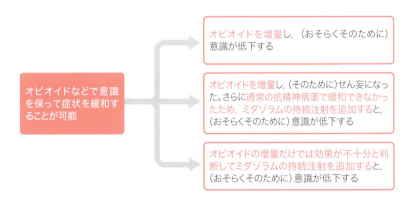

しかし，疼痛になると少し趣が違ってくる（場合がある）。疼痛は確かにその多くが緩和されるようになった。よく引用される言葉に「がん疼痛の80％か90％はWHO方式がん疼痛治療法に基づいたオピオイドの治療によって緩和できる」というものがある。しかしこれをよく考えると，10％か20％は緩和されないということであり，実際，緩和困難な疼痛という状態は存在する[16, 17]。疼痛の複雑な事情をよく反映した例として，2016年にNHKで報道された鎮静の番組で紹介された，筆者の友人である新城拓也医師の担当した仙骨神経叢に腫瘍が浸潤した患者を思い浮かべながら検討したい（図3）。筆者は詳細な患者情報を取得していないので，番組や似た病態の患者を思い浮かべながら記載する。ここでは細かい事実の正確さは問題ではなく，考える題材として想定していただきたい。

▼NHKで報道された鎮静の番組
NHKクローズアップ現代（2016年1月19日放送）"最期のとき"をどう決める―"終末期鎮静"をめぐる葛藤―（アーカイブ http://www.nhk.or.jp/gendai/articles/3755/）

### 初期の対応

仙骨に腫瘍が大きく浸潤すると，下肢全体におよぶ電撃的な疼痛を生じることがある。仙骨は骨の中に神経が多数巻き込まれており，そのような部位に腫瘍が浸潤すると難治性疼痛になりやすい（図4）。同じ理由で難治性疼痛が生じやすいといわれるのが，腕神経叢を巻き込んだ痛み，頸椎から胸椎にかけての脊髄に直接浸潤する痛み，膵臓がんで腹腔神経叢の方向に浸潤が強い場合の痛みである。もちろん初期には定型的な方法で鎮痛は可能であり，モルヒネなどのオピオイドに加えて，ガバペンチン誘導体のような鎮痛補助薬と呼ばれる神経障害性疼痛に効果のある薬剤を併用する。放射線治療も行われる場合も多く，80％(以上)の患者では有効である。

腫瘍の増大につれて痛みが増してくるとオピオイドの増量を行う。増量した分だけ，また痛みが和らぐ。よく，「鎮痛薬に耐性ができる（薬そのも

図4 ● 仙骨に腫瘍が浸潤した場合に鎮痛が難しい理由
神経が網目状に入り組んだ神経叢の痛みは激烈なことがあり，和らげるのが難しい。

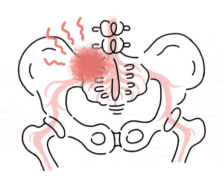

のが効かなくなる）のではないか」との懸念を聞くが，耐性は臨床上問題にならない。がん疼痛においては，痛みが強くなった時は腫瘍の増大が見られる。腫瘍が増大していないのに痛みだけが増えることはほとんど経験しない。すなわち，耐性ができて鎮痛が不十分になる，がんの大きさは同じなのにオピオイドだけが増量になる（＝耐性ができる）ことは非常にまれである。「初期には鎮痛できる」という意味では，WHO方式のフィールドテストでは難治性の患者のみを対象としたわけではないので，「たいていの患者で鎮痛が可能である」との表現も間違いではない[16]。なんにせよ，初期の対応は，いわゆるWHO方式がん疼痛治療法で問題ない。

## WHO方式で鎮痛できない時の選択肢❶
## モルヒネを（意識が低下しても）増量する

　問題が生じるのは，オピオイドを増量するだけでは痛みが取りきれない，または，患者の眠気が強くなって「眠い割に痛い」状態になりかかった（なった）時である。その時点で，医師は神経ブロックを行ったり，最近国内で利用できるようになったメサドンという薬剤の使用を考えるだろう。

　この患者では，モルヒネと鎮痛補助薬が使用されて痛みの緩和が不十分だったので，クモ膜下にオピオイドと局所麻酔薬を投与するクモ膜下ポートを作製したり，メサドンも使用したが，やはり，電撃的な疼痛を取ることができなかった（ようである）。クモ膜下腔に局所麻酔薬を大量に投与すれば下肢麻痺にはなるが鎮痛は得られた可能性がある，とかなんとかいう意見もあるだろうが，個々の鎮痛がどの程度できるかの議論は保留して論を進める。患者の使用できる薬剤，神経ブロックを含めてさまざまな鎮痛手段を使用してみたが，やはり効果が十分でなかったとする。この患者の居住地域は疼痛専門医の診察も受けられる地域のようだが，日本全国には地域全体のリソースを最大限利用しても疼痛専門医にアプローチすらできない地域も存在する。そこでも難治性疼痛は生じる。

　このような患者は呼吸困難やせん妄ほど数が多いわけではないが，現実に存在する[18]。仙骨への浸潤そのものは生命に影響するものでもないため，肺や肝臓などいわゆる生命維持のために必要な臓器の機能は保たれていて，痛みの合間に，水分や食事の摂取も十分とはいえなくてもほどほどには可能である場合が多い。

　医師がとれる方法として何があるだろうか。患者の意識がそこそこ保てるだけのオピオイドは投与している（これ以上増やすと患者の意識があいまいになりそうである），鎮痛補助薬を複数使用して効果がなかった，メサドンも効果がなかった，クモ膜下ブロックも効果がそれほどはなかった…。

ペインクリニック専門医に相談するといくつかのオプションをさらに提案はされるが，鎮痛できるかどうかは「やってみないとわからない」。おそらく多くの医師がまず考えるのは，モルヒネ（オピオイド）を患者に意識障害が出るまで（出ることを予想して，出てもやむをえないと覚悟して，といってもよい）増量することだろう。医師によってはケタミンの注射薬を同時に投与するかもしれない。ここで論じたいのは個々の薬剤の選択の適切さではなく，難治性の疼痛の患者に対して，オピオイドやケタミンなどの鎮痛薬を患者の意識が低下したとしても増量するという行為である。もちろん，意識が低下する前に鎮痛できればそれに越したことはないが，増量しても鎮痛できずに，結果的に（予測通りに）患者の意識が低下した──これは通常の緩和治療だろうか，鎮静だろうか。

使用している薬剤がモルヒネやケタミンといった鎮痛薬であることから，呼吸困難やせん妄で見てきたように，読者の多くがこれは通常の緩和治療と考えるのではないか。筆者は通常の緩和治療であると思う。鎮静に「**副次的鎮静**」を認める立場であれば，鎮痛薬で意識が低下したことを許容しているので，副次的鎮静と呼んでもいい。

▼副次的鎮静
鎮静の定義についてはp.25で述べる。

### WHO方式で鎮痛できない時の選択肢❷
### モルヒネを増量してせん妄になり，鎮静薬ミダゾラムを持続的に投与する

だんだんもやっとした領域を見ていきたい。痛みがあるからオピオイドを増量する，そこまではいい。通常，オピオイドの投与量が多くなると精神症状をきたすことが多く，特にオピオイドの場合は投与量が非常に多くなると神経過敏症候群といって神経毒性が強くなる[19]。つまり，医療用麻薬はただ増量すればどんどん効くという薬剤ではなく，増量していくと，「確かに痛みは減る（患者が痛みを訴えることはなくなる）が，神経毒性（精神症状・ミオクローヌス）を生じる」ポイントがある。神経毒性の極端なケースとしてけいれんを生じることがあり，これは非常にまれである。一方，神経毒性として（程度の差があるにしろ）せん妄になる場合は多い。この場合のせん妄はCase2（p.6）で見た臓器障害によるせん妄ではなく，臓器はしっかり機能しているが，鎮痛薬のためのせん妄である。

最近の研究を1つ紹介する。これまでの報告では，鎮静の対象症状はせん妄が54％，呼吸困難が30％で，疼痛は17％と多くなかった[18]。したがって，せん妄に対して鎮静を行うというのは，臓器障害によるせん妄に対して鎮静が行われているのだろうとみなされてきた。しかし，オランダの研究チームが，**鎮静を受けた患者ではその「前」にオピオイドが増量されている**ことが多いことを指摘した[20]。つまり，〈痛みが取りきれない→オピオ

▼鎮静を受けた患者ではその「前」にオピオイドが増量されている
多くの患者は「いきなりせん妄になって鎮静を受けた」のではなさそうだ。p.70で詳しく述べる。

イドを増量する→せん妄になる→持続鎮静する〉という一連の流れがあり，一見せん妄に対して鎮静を行っているようだが，「本当の鎮静の対象となった苦痛は（せん妄ではなくて）難治性疼痛」の事例が少なくないことを示唆したことになる。

　モルヒネを増量してせん妄を合併した場合も，通常は，少量の抗精神病薬と間欠的な（数時間の）鎮静薬の投与で対応できる。ではそれで症状がコントロールできずに，ミダゾラムを持続投与したら？　ここで考えたい。「疼痛に対してモルヒネを増量して，その結果生じたせん妄に対して抗精神病薬と間欠的鎮静でコントロールできなかった場合に，ミダゾラムの持続鎮静を行う」のは通常の緩和治療か，鎮静か，ひょっとして安楽死か？　これまでの事例と少し違う印象を持つのは，この患者はもし痛みさえなんとかなるならば，生命予後はまだあるということである。難治性疼痛の患者自身がよく言うように「足以外は元気」なので，生命予後の短縮の可能性は（理論上）ありうる。鎮静の実証研究ではこのような患者の数そのものが多くないため，集団の平均としては鎮静の生命予後への影響はない（100名中5名でしか起きていないようなことは集団の平均値を対象とした解析では影響がない）。しかし，この患者に限っていえば，鎮静前は「痛みは強いが水分と食事がある程度摂取されている状態」であり，鎮静後には「鎮静薬の持続投与を受けて水分が摂取できなくなった状態」になる。生命予後が短縮したと考えるのはおそらく理にかなっている。

　それでも，安楽死の定義を「患者の生命の短縮を医師が"意図"すること」と考えれば，医師は患者が亡くなることを意図して鎮静薬を投与はしていないだろうから，（少なくとも古典的な，明確な，意図された）安楽死ではない。では，医師が「苦痛も取ってあげたかったけど，命が縮まることも意図していた。だってそのほうが患者にも家族にもよいと思うから」と考えて鎮静薬を投与した場合には，鎮静と安楽死の区別はどうなるのだろうか。グレーゾーンがここには存在すると筆者は考える。筆者は，〈痛みが取りきれない→オピオイドを増量する→せん妄になる→持続鎮静する〉という一連の行為を行うべきではないと主張しているのではない。この一連の行為には，何か，「低酸素をともなう呼吸困難に対してモルヒネでは不十分だったので，ミダゾラムを持続的に投与した」，「肝不全のせん妄に対して抗精神病薬・間欠的な鎮静薬の投与では不十分だったので，ミダゾラムを持続的に投与した」とは，違うものを感じる。それはおそらく，患者の余命を短くした可能性が高そうだ，という医学的推測である。ここでは，このへんのもやっとすることを指摘するまでで止めておきたい。

### WHO方式で鎮痛できない時の選択肢❸
### 患者の意識が明確なうちに鎮静薬ミダゾラムを持続的に投与する

　もう1つの状況がある。新城医師は「最後のお別れになると思います」と家族にも患者にも声をかけて，ミダゾラムによる持続的深い鎮静を実施した。オピオイドの増量だけで効果は不十分と判断してミダゾラムを持続注射して患者を完全な鎮静に導く方法である。国際的には，sudden sedationやrapid sedationと呼ばれてきた[5]。積極的にこの手段をとる医師は少ないかもしれないが，現実的な選択肢としてありうる。

　この選択をとる医師の頭の中を振り返ってみると，おそらくこういうことだろう。オピオイドの増量をまず行う手はある，しかし患者はオピオイドの増量だけでは少しうとうとした状況にはなるが，痛みは取りきれないだろう。これまでオピオイドが痛みに効果を示しにくかったことも裏づけている。オピオイドを投与して増量していけばせん妄になるから，せん妄の時点で鎮静を考えてもいい。しかしそれでは患者は痛みとせん妄の両方の苦痛を体験することになるかもしれない…。それなら，患者の希望や家族の希望やいろいろな状況をすべてかんがみて，いま，患者にミダゾラムの持続投与を行うほうがいい。

　痛みに対して十分な鎮痛薬に加えて鎮静薬を投与すると，患者は手術を受けている時のような状態になるので，**苦痛からは解放される（はずである）**。しかし，それまでは水分や食事を少し摂取できたのに，鎮静によって点滴をしないなら水分を摂取できなくなるから，脱水・腎不全で死亡すると推測される。がんによる臓器不全のために死亡するわけではない。さて，これは，通常の治療か，鎮静か，ひょっとして安楽死か。

▼**苦痛からは解放される（はずである）**
でも「ひょっとしたら苦しいのかもしれない」という問いかけもある。p.141で述べる。

　これまでの事例と比べてさらにもやっとする印象がある読者が多いのではないか。筆者が読者に考えていただきたいことは，鎮静，安楽死，という言葉の響きから直結するような「よい」，「悪い」という回答ではない。ここに事例として紹介しているのは，現実的なシナリオとして日々臨床家が直面する1つの場面である。おそらくこの事例でも，「低酸素をともなう呼吸困難に対してモルヒネでは不十分だったので，ミダゾラムを持続的に投与した」，「肝不全のせん妄に対して抗精神病薬・間欠的な鎮静薬の投与では不十分だったので，ミダゾラムを持続的に投与した」とは，違う何かを感じる読者が多いのではないか。それもおそらく，患者の余命を短くした可能性が高そうだ，という医学的推測に由来する。

　もう少し複雑になるように事例の背景の設定を3つ投げかけたい。この患者には臓器障害が（全く）ないという設定をしていた。しかし，もし患

者がいま呼吸不全を生じているというわけではないが肺転移も著明で，余命も数週間から1か月とかなりの確度で推定されるなら，どういう印象を持つだろうか。逆に，患者が確かに終末期がんではあるが余命はまだ数か月あるという想定なら，また異なる印象を持つだろうか。さらに，患者は確かに治癒しないがんであるが（乳がんや前立腺がんのように）何年かの余命すら想定できるような――つまりは痛みさえなければまだ数年生きられる状態であると想定すればどうだろうか。本書を最後まで読むことによって，このもやもやをどう考えるべきなのかの道筋をつけたい。ここでは「回答」を保留する。

## Case 4 通常の治療か鎮静か安楽死？
―臓器障害のない患者の精神的苦痛

　最後の例示を行いたい。確かにがんはあるが，臓器に障害はなく，数か月以上の予後は確実に見込めるがん患者を想定する。骨転移によって下肢麻痺になり，「生きる意味がない，生きていることがつらい，眠らせてほしい」と日々願い続けている。下肢麻痺になった直後にそのような一過性の精神的な反応が見られることはよく知られている。しかしこの患者の気持ちは一過性のものではなく，もう長く個人の価値観や考えとして，「動けなくなったら最期を迎えたい」という価値観を持っており，比較的若いうちから周囲に表明もしており，いまがまさにその時だと考えていたとする。このような患者は決して多くはないが，確かに存在する。筆者もホスピス勤務時代に何人か経験し，文献上も世界中に「存在する」ことが示されてきた[21-24]。

　このような精神的苦痛は，うつ病とは必ずしも重複せず，抗うつ薬のような薬物療法の治療効果は見込めない。日本では「スピリチュアルペイン」と十把一絡げに呼ばれることが多いが，国際的には苦悩（suffering），心理実存的苦悩（psycho-existential suffering）などと呼ばれる。具体的には，自分で自分のことが決められなくなること，楽しみになる活動に参加できないこと，尊厳がないと感じることなどが該当する。例えば，治療抵抗性の精神的苦悩の例として，米国ワシントン州・オレゴン州のがん専門病院の患者のうち自殺幇助を受けた患者では，その理由として，自分で自分のことが決められなくなること（97％），楽しみになる活動に参加できないこと（89％），尊厳がないと感じること（75％）を挙げた[22]。我が国においても，専門的緩和ケアを受けていても一定数の患者が，精神的サポートでは改善

しなかった意味のなさに関する精神的苦悩を体験している[23,24]。一般的に信じられていることと違って，精神的苦悩の強い患者ではしばしば身体症状はない。国内のデータでは死を願った終末期がん患者の約3割では身体的苦痛はなかった[24]。2004年の調査なのでかなり前になるが，**日本の緩和ケア病棟で行われた**全国調査では，8,661名中90名（1%）が（例外的な適応として）「精神的苦痛のために持続的深い鎮静を受けた」と見積もられた。その患者の90％以上は日常生活に介助が必要な状態で，余命は3週間以下と推定されていた。具体的な苦痛は，意味のなさ・価値のなさ（61%），自分で自分のことができないつらさ（48%），自分で死の時をコントロールしたいという気持ち（24%）などであった。94%がその前に間欠的鎮静を受けていたがずっと眠っていたい気持ちは変わらず，約60%は精神科医，臨床心理士，宗教家など精神保健専門家のケアを受けており，うつ状態もあると診断された患者の約90%は抗うつ薬の治療も受けていたが，いずれも効果がなかった[23]。

▼日本の緩和ケア病棟で行われた全国調査
精神的苦痛のために鎮静を受けた患者の背景など，詳細はp.83で提示する。

### 初期の対応

　当然のことながら，医師は看護師や臨床心理士や家族やありとあらゆる関係者の手助けを受けながら，「精神的サポート」を提供しようとするだろう。「はいそうですか，じゃあずっと眠れるように鎮静薬を投与しましょう」と考える医師はいない。適切な（十分な）精神的サポートとは何か—ここは慎重に検討する必要があるところである。薬物療法と比較して，精神的ケアは「どれくらい，どういうふうにしたら，（まあ）合格」というラインを明確に引きがたい。そのため，ともすると，「ケアが足りないから」つらさが変わらなかったのでは？　という議論に流されやすい。十分なケアができていないのではないか？—関わっている人みながそういう気持ちになり，自分を責めることになる。確かに，「ケアが足りないから，つらさが減らない」患者はいるかもしれない。しかし筆者はここで世界中から示される「緩和困難な精神的つらさはある」という実証的根拠を直視したい。そうでなければ，治療抵抗性の精神的苦悩に関する議論では，なんでもかんでも「それはケアが足りなかったからだ」と結論することも可能であり，「十分ケアを行っていると判断したとしても，なお，気持ちのつらさが変わらない人にどうしたらいいのか」という議論に正面から向き合えないためである。

　精神的なサポートと並行して，場合によっては，「じゃあ，夜は（夜だけでも）しっかり眠れるようにしましょう」と言って，夜は確実に眠れるように睡眠薬を投与することもよくある。これは休息のための鎮静（respite sedation）と呼ばれるものである。これは患者に覚醒をもたらす点で、持続的鎮静とは全く異なる（経口で睡眠薬を投与しているのと同じと考えてもよい）。抑うつ状態、うつ病と診断される患者には抗うつ薬による治療も並行される。

## 精神的サポートで回復しない場合の選択肢
## 鎮静薬ミダゾラムの持続的投与？

　実際のところは、このような精神的サポートで回復する患者がほとんどである。苦痛が強い患者を診療している（と考えられている）緩和ケア病棟においてすら、治療抵抗性の精神的苦痛が「8,661名中90名（1％）」であったというのは、精神的なサポートはおおむね患者の精神的平穏をもたらすことを意味する。しかし、もし、このような苦痛を患者自身が何週間も何週間も、何か月も何か月も表現した時に、医師がミダゾラムを投与して患者を持続的な就眠状態にした後（水分や栄養などの点滴をせずに）、数日後か1～2週間後に患者が死亡した場合、これは、「鎮静」なのだろうか。患者は精神的な苦痛はあっても水分や食事の摂取はある程度していたならば、鎮静によってもたらされた脱水・腎不全が直接の死因となることが医学的には想定される。

　**典型的な安楽死**では、大量の鎮静薬で患者の意識が低下した後に筋弛緩薬が投与されるなどして即時に死がもたらされる。したがって、この行為は確かに典型的な安楽死とは異なる。しかし、これはCase1、2で呈示したような「（呼吸不全に陥っている・陥りつつある）呼吸困難に対してモルヒネでは不十分だったので、ミダゾラムを持続的に投与した」、「（自然経過でも昏睡になるような、回復できない）肝不全のせん妄に対して抗精神病薬・間欠的な鎮静薬の投与では不十分だったので、ミダゾラムを持続的に投与した」とは相当違う印象を与える。

　疼痛と同じように、事例の背景の設定をさらに複数投げかけたい。この患者には臓器障害がないという設定をしていた。しかし、もし患者に重篤な臓器障害があり、余命が長くても数週間と推定されるならどういう印象を持つだろうか。逆に、患者が余命は数か月という想定ならどうだろうか。数年ならどうだろうか。患者の余命以外の、異なる想定をする：患者の意思表示が若い時から一貫していると設定したが、あなたが患者を10年以上知っていて確かにそういう価値観であることをよく知っていたらどうだろうか、それほどではなくても1か月ほどの付き合いはあり、家族も全員、そう言っていたことを保証してくれたらどうだろうか、逆に、あなたは患者と出会ったばかりで患者の意思に確信が持てなければどうだろうか。患

▼典型的な安楽死
鎮静と安楽死（euthanasia）、医師による自殺幇助（physician-assisted suicide：PAS）などの定義の違いについては、p.27を参照。

者の精神的苦痛が治療抵抗性であるとの評価に関して，精神科医や臨床心理士や宗教家がみな関われる環境で，やはりさまざまな角度でアプローチしても治療抵抗性であると結論されたらどうだろうか，逆に，あなたしか患者に関わらない環境で，精神保健の専門家の助言が得られないならどうだろうか。状況によって，あなたがどの程度何を提供しようと思うかは少し変わるかもしれない。ここではもやもやに対する「回答」を保留する。

> **Prologueのまとめ**
>
> Prologueでは，「鎮静」が実施される臨床現場で比較的頻度の高い事象を共有した。個々の事例とその対応に対して，これは問題ない通常の緩和治療ではないか，これは許容されるのではないか，これは許容されないのではないかというラインがおそらく読者それぞれの中にあると思う。一方で，「これは…？？」とすぐには判断につまる想定もあるのではないだろうか。もやもやはいったん，ここではそのままにしておいてほしい。
>
> 本書では最終的に，私たちはこのせいでもやっとするのかという点について，いくらか「すっきり」させたいと思う。

**文献**

1)
Portenoy RK, Sibirceva U, Smout R, et al.: Opioid use and survival at the end of life: a survey of a hospice population. J Pain Symptom Manage, 32(6): 532-40, 2006.
オピオイドを使用しても生命予後に差がないことを示す多くの研究の1つ。米国のホスピスプログラムの大規模データベースの解析。

2)
Ben-Aharon I, Gafter-Gvili A, Paul M, et al.: Interventions for alleviating cancer-related dyspnea: a systematic review. J Clin Oncol, 26(14): 2396-404, 2008.
呼吸困難に対してモルヒネを投与すると苦痛が（意識が低下しなくても）和らぐことを示した複数の臨床研究の系統的レビュー。

3)
Viola R, Kiteley C, Lloyd NS, et al.: The management of dyspnea in cancer patients: a systematic review. Supportive Care Guidelines Group of the Cancer Care Ontario Program in Evidence-Based Care. Support Care Cancer, 16(4): 329-37. 2008.
文献2）と同じくモルヒネが呼吸困難に対して有効であることを示した臨床試験の系統的レビュー。

4)
Maddocks M, Reilly CC, Jolley C, et al.: What next in refractory breathlessness? Research questions for palliative care. J Palliat Care, 30(4): 271-8, 2014.
リニューアルしたカナダの緩和ケア専門誌J Palliat Careの初回号で今後重点的に研究が必要な領域について論じている。そのうち呼吸困難についてのもの。治療抵抗性の呼吸困難が国際的に見て大きな課題であることがわかる。

5)
Papavasiliou ES, Brearley SG, Seymour JE, et al., on behalf of EUROIMPACT: From sedation to continuous sedation until death: how has the conceptual basis of sedation in end-of-life care changed over time? J Pain Symptom Manage, 2013; 5: 705-723. J Pain Symptom Manage, 47(2): 370, 2014.
かつて単にsedation（鎮静）と呼ばれていた行為に対して，世界中でさまざまな呼び方が提案された経過を丹念にまとめている。

6)
Navigante AH, Cerchietti LC, Castro MA, et al.: Midazolam as adjunct therapy to morphine in the alleviation of severe dyspnea perception in patients with advanced cancer. J Pain Symptom Manage, 31(1): 38-47, 2006.
鎮静に使用するミダゾラムが呼吸困難に対する緩和効果そのものを持っていたことを示唆した臨床試験。

7)
Navigante AH, Castro MA, Cerchietti LC: Morphine versus midazolam as upfront therapy to control dyspnea perception in cancer patients while its underlying cause is sought or treated. J Pain Symptom Manage, 39(5): 820-30, 2010.
ミダゾラムが呼吸困難に対する緩和効果そのものを持っているらしいことが，終末期の患者ではない対象でも確認された。

8)
Seymour J, Rietjens J, Bruinsma S; UNBIASED consortium: Using continuous sedation until death for cancer patients: a qualitative interview study of physicians' and nurses' practice in three European countries. Palliat Med, 29(1): 48-59, 2015.
イギリスとオランダにおける「鎮静」には実践上の違いがあることを示した多国間研究。イギリスでは鎮静は時期や方法があいまいなまま症状緩和の一環として認識されていることが多く，オランダではある時点から明確な意識低下をきたす処置が行われていた。

9)
Sykes N, Thorns A: Sedative use in the last week of life and the implications for end-of-life decision making. Arch Intern Med, 163(3): 341-4, 2003.
セントクリストファーズホスピスでの鎮静の研究。広い意味での鎮静は約50％に実施。

10)
Thorns A, Sykes N: Opioid use in last week of life and implications for end-of-life decision-making. Lancet, 356(9227): 398-9, 2000.
死亡直前にオピオイドを増量していくことはあるが，それで生命予後が縮まるわけではないというのが事実であることを示した古典的研究。

11)
Maeda I, Morita T, Yamaguchi T, et al.: Effect of continuous deep sedation on survival in patients with advanced cancer (J-Proval): a propensity score-weighted analysis of a prospective cohort study. Lancet Oncol, 17(1): 115-22, 2016.
ごく最近の生物統計学の手法を用いて，持続的深い鎮静を受けた患者でも生命予後が短縮していないことが示された。

12)
Lawlor PG, Gagnon B, Mancini IL, et al.: Occurrence, causes, and outcome of delirium in patients with advanced cancer: a prospective study. Arch Intern Med 160(6): 786-94, 2000.
終末期せん妄の原因や転帰に関する古典的研究。

13)
Morita T, Tei Y, Tsunoda J, et al.: Underlying pathologies and their associations with clinical features in terminal delirium of cancer patients. J Pain Symptom

Manage, 22(6): 997-1006, 2001.
終末期せん妄の原因や転帰に関する古典的研究として日本で行われたもの。

14)
Breitbart W, Gibson C, Tremblay A: The delirium experience: delirium recall and delirium-related distress in hospitalized patients with cancer, their spouses/caregivers, and their nurses. Psychosomatics, 43(3): 183-94, 2002.
せん妄から回復したがん患者が苦痛であったと回答した。特に幻覚があった患者では苦痛が強かった。せん妄の症状を治療することの根拠とされる。

15)
Morita T, Akechi T, Ikenaga M, et al.: Terminal delirium: recommendations from bereaved families' experiences. J Pain Symptom Manage, 34(6): 579-89, 2007.
終末期のせん妄を体験した家族のつらさの研究。家族のケアという観点からもせん妄の症状を治療することの根拠とされる。

16)
Foley KM: How well is cancer pain treated? Palliat Med, 25(5): 398-401, 2011.
がん疼痛治療の過去と未来がよくまとまっている。WHO方式が1986年に提案されて30年経つにもかかわらず，国際的に鎮痛は「それほど」よくなっていない。Foley KMはMemorial Sloan-Kettering Cancer Centerの緩和治療の第一人者。

17)
Caraceni A, Hanks G, Kaasa S, et al.: European Palliative Care Research Collaborative (EPCRC); European Association for Palliative Care (EAPC): Use of opioid analgesics in the treatment of cancer pain: evidence-based recommendations from the EAPC. Lancet Oncol, 13(2): e58-68, 2012.
WHO方式に代わってがん疼痛治療のスタンダードとされつつあるEuropean Association of Palliative Careの疼痛ガイドライン。

18)
Maltoni M, Scarpi E, Rosati M, et al.: Palliative sedation in end-of-life care and survival: a systematic review. J Clin Oncol, 30(12): 1378-83, 2012.
国際的な鎮静についての比較的最近の系統的レビュー。鎮静のうち17%が疼痛を適応としている。

19)
Daeninck PJ, Bruera E: Opioid use in cancer pain. Is a more liberal approach enhancing toxicity? Acta Anaesthesiol Scand, 43(9): 924-38, 1999.
オピオイドは，増量するとせん妄やミオクローヌス，けいれんといった神経毒性が強くなる。

20)
Oosten AW, Oldenmenger WH, van Zuylen C, et al.: Higher doses of opioids in patients who need palliative sedation prior to death: cause or consequence? Eur J Cancer, 47(15): 2341-6, 2011.
鎮静を受けた患者は鎮静の時には確かにせん妄だが，それ以前に難治性の疼痛があったのではないか？　との根拠となる研究。

21)
Sullivan AD, Hedberg K, Fleming DW: Legalized physician-assisted suicide in Oregon —the second year. N Engl J Med, 342(8): 598-604, 2000.
米国オレゴン州の自殺幇助で死亡した患者の詳細。初年度と2年目のものが世界の関心を持って出版された。20年弱前になる。精神的苦悩によるものが多い。

22)
Loggers ET, Starks H, Shannon-Dudley M, et al.: Implementing a Death with Dignity program at a comprehensive cancer center. N Engl J Med, 368(15): 1417-24, 2013.

米国ワシントン州とオレゴン州でがん専門病院にかかっていた患者で，自殺幇助で死亡した患者の詳細。精神的苦悩によるものが多い。

23)
Morita T: Palliative sedation to relieve psycho-existential suffering of terminally ill cancer patients. J Pain Symptom Manage, 28(5): 445-50, 2004.
日本の緩和ケア病棟で緩和困難な精神的苦痛に対して持続的な鎮静を行った事例の詳細。12年前の報告であり，現状は少し異なるのかもしれない。

24)
Morita T, Sakaguchi Y, Hirai K, et al.: Desire for death and requests to hasten death of Japanese terminally ill cancer patients receiving specialized inpatient palliative care. J Pain Symptom Manage, 27(1): 44-52, 2004.
日本の緩和ケア病棟で「死にたい」と希望した患者の理由について，医師や看護師ではなく，遺族に質問したもの。30％では身体的な苦痛はなかった。

Part

# 1

## 鎮静を議論する上で知っておくべきこと

鎮静についての考察を始めるために，まずは前提として知っておきたい知識を整理したい。何を論じる上でも，前提となる基礎知識が十分に身についていなければ，実のある議論ができない。

　鎮静の定義についていまのところの国際的な主流の考えをまず整理する。次に，これが最も重要なところだと思うが，1990年代に鎮静についての議論が提案されてから，現代のガイドライン作成に至るまでの歴史的経緯の深みをぜひよく咀嚼（そしゃく）してほしい。倫理についての原則，特に，二重効果の原則を鎮静に当てはめた場合に生じる論点についてもすでに30年弱の間議論されてきた積み重ねの要点を把握してほしい。「鎮静をすると寿命が縮まる」と漠然と考えている読者がもしいるとするならば，この研究課題について国際的に明らかにしようとしてきた努力のあとを追いかけてほしい。鎮静は日本だけの話題ではないため，世界各国で現状の報告が相次いでなされている。その中で，日本に限って見られるいくつかの論点があるので，世界の中での日本の位置づけを実態調査から知ってほしい。最後に，筆者は聞きかじりのことではあるが，患者の主観的体験を扱うためには現象学の基本的な考えは知っておいたほうがいいだろう。

　鎮静についてさらに発展的に検討するための準備体操として，基盤となる知識をここで整理しておきたい。

## 鎮静を議論する上で知っておくべきこと

**鎮静を議論する上で知っておきたい基盤となる知識**

1. いまのところのまあまあコンセンサスがある鎮静の定義
2. 鎮静の歴史的経緯—大枠をつかむ
3. 倫理原則
4. 鎮静は死を早めるのか？
5. 日本と世界の現状
6. 現象学の考え方—そもそも真実はあるのか？

# Chapter 1 いまのところのまあまあコンセンサスがある鎮静の定義

　本書の目的からして議論が混沌としているから本書を世に出そうとしているのであり，鎮静の問題はまだまだ未解決のことが多くある。しかし，どの学術領域でも同じように，問題がすべては解決していないながらも，何かの定義によらなければ議論そのものができない。そこで，2016年現在国際的にもまあまあコンセンサスがある（だろうと筆者は考える）定義を共有する。本書で特に断らない限りは，この定義を使用する。

　この内容については，緩和医学の専門家や認定・専門看護師は教育を受ける内容であるので，だいたい知っていると思う読者は読み飛ばしていただきたい。

## 鎮静の定義

　鎮静の定義は大筋では各国共通だが，日本の定義はやや広い（表1）。「患者の苦痛緩和を目的として患者の意識を低下させる薬剤を投与すること」（簡単にいえば，鎮静薬であるミダゾラムを持続注射することになる）は，どの国でも鎮静の定義の主体になる。日本のガイドラインでは，それに加えて，「患者の苦痛緩和のために投与した薬剤によって生じた意識の低下を意図的に維持すること」も含まれている。これは，「二次的鎮静」や「副次的鎮静」と呼ばれるもので，例えば，通常であれば，痛みを取ろうとし

表1● 苦痛緩和のための鎮静の定義

| 鎮静の定義<br>（日本緩和医療学会） | 本書で使用するもの |
|---|---|
| 患者の苦痛緩和を目的として患者の意識を低下させる薬剤を投与すること（＝一次的鎮静） | 患者の苦痛緩和を目的として患者の意識を低下させる薬剤を投与すること（＝一次的鎮静） |
| あるいは | ~~あるいは~~ |
| 患者の苦痛緩和のために投与した薬剤によって生じた意識の低下を意図的に維持すること（二次的・副次的鎮静） | ~~患者の苦痛緩和のために投与した薬剤によって生じた意識の低下を意図的に維持すること（二次的・副次的鎮静）~~ |

てオピオイドを投与して，患者にひどい眠気が出てしまえば，いったん減量する。眠くて，仕事をしたり家事をしたりといった生活が送れなくならないように（＝眠気が生活の支障にならないように）症状緩和をするのがデフォルトである。しかし，死亡直前など「うとうとしていて痛みがないならそのほうがいい」と考えて，オピオイドを減量しないことがある。日本のガイドラインでは，これも鎮静に含めている。国際的には，副次的鎮静は鎮静の1つよりも，通常の症状緩和とみなされていることが多い。本書では，国際的な議論に従って，副次的鎮静は鎮静に含めない。

## 鎮静の分類

鎮静の分類も国際的には山のような術語があるが，最もオーソドックスな組み合わせを用いる（表2）。つまり，鎮静の長さ（持続的vs.間欠的），深さ（深いvs.浅い）を区別して，2×2の組み合わせで4通りを想定する。国際的に最も議論があるのは持続的深い鎮静continuous deep sedationであり，CDSと近年では略されることが多くなった。

持続的といった場合に，「結果的に持続的になったのか」，「最初から持続的という意図なのか」といういくらか複雑な問題がある。つまり，いったん患者が深い鎮静状態になった場合に，その後「鎮静を軽くしよう」という意図を持って何回か浅くしようとしたが，浅くすると苦しくなるので結果的に亡くなるまで鎮静が持続して昏睡状態だった，という結果を示すものなのか，それとも，鎮静を開始する最初から（客観的なデータから患者の余命は数時間，数日と考えられるので），途中で鎮静を浅くして苦しさを再度体験するよりも死亡まで鎮静を維持したほうがいいだろうと考えて，積極的に死亡まで鎮静を維持する意図を持った行為を示すものなのか，

表2●苦痛緩和のための鎮静の分類

| 鎮静様式（長さ） | |
|---|---|
| 持続的鎮静 | 中止する時期をあらかじめ定めずに，意識の低下を継続して維持する鎮静（通常死亡まで継続して鎮静を行う） |
| 間欠的鎮静 | 一定期間意識の低下をもたらした後に薬剤を中止・減量して，意識の低下しない時間を確保する鎮静 |
| 鎮静水準（深さ） | |
| 深い鎮静 | 言語的・非言語的コミュニケーションができないような，深い意識の低下をもたらす鎮静 |
| 浅い鎮静 | 言語的・非言語的コミュニケーションができる程度の，軽度の意識の低下をもたらす鎮静 |

である。定義上「中止する時期をあらかじめ定めずに」というのは，（もちろん病態が変わったら浅くすることは念頭に置きながらも）後者の立場を前提としている。持続的深い鎮静が，結果的にそうなったことを示すのか，意図として明確なのかが定義上あいまいである点をここで指摘しておく。

## 関連用語の整理：安楽死，医師による自殺幇助，治療の差し控え・中止

　ここで鎮静の議論をする上で必要となる関連用語として，安楽死(euthanasia)，医師による自殺幇助(physician-assisted suicide：PAS)，治療の差し控え・中止(withholding or withdrawal life-supporting treatment)について用語を整理しておく（表3）。

　安楽死とは，患者の要請に従って，医師が直接薬物を投与することによって患者を死亡させることを指す。通常，医師が，バルビツール製剤を注射して患者を就眠させてから，必要ならさらに筋弛緩薬を投与する。オランダで2001年に最初に合法化され，その後，ベルギー，ルクセンブルクで合法化された。オランダでは，患者と長い関係を持つGP (general practitioner，家庭医)が自宅で実施することが多いが，医師が信条に従って断った場合には他の医師が安楽死の実施を請け負っている（安楽死の実施だけを行う医師もいる）。これらの国の安楽死の実態は国への届け出が制度化されており，New England Journal of Medicineなどの医学雑誌に定期的に報告される[1-4]。患者の要請というのが大事で，学術用語で安楽

表3●安楽死，医師による自殺幇助，治療の差し控え・中止，鎮静

### 安楽死 (euthanasia)
- 患者の要請に従って，医師が直接薬物を投与すること
- 通常，医師がバルビツール製剤を注射して就眠させてから，筋弛緩薬を投与する
- オランダで2001年に最初に合法化された

### 医師による自殺幇助 (physician-assisted suicide：PAS)
- 患者の要請に従って，医師が致死量の薬物を処方して患者に渡すこと
- 通常は10 g程度のバルビツール製剤を処方する
- 患者は処方された薬剤を服用することもあるし，結局しないこともある
- 米国のオレゴン州で1997年に初めて合法化された

### 治療の差し控え・中止 (withholding or withdrawal life-supporting treatment)
- 生命維持のための治療を最初からしないか，一度したものをやめること
- 多くの国で合法化されている
- 国内では，「尊厳死」，「消極的安楽死」といわれることがあるが，正確ではない

### 鎮静 (palliative sedation therapy)
- 苦痛を緩和するために患者の意識を低下させること
- 少量のミダゾラムを使用する

死という時，それは患者の要請がある場合を指し，患者の要請がない場合は慈悲殺（mercy killing）という。日本国内で「安楽死事件」といわれているものはほとんど患者の明確な要請のなかったものなので，国際的に学術的な意味での（患者の要請に基づく）安楽死ではない。

　医師による自殺幇助は，患者の要請に従って，医師が致死量の薬物を処方して患者に渡すことを指す[5, 6]。通常は10 g程度のバルビツール製剤が処方され，制吐剤と併用される。患者は処方された薬剤を服用することもあるし，結局，服用しないで死亡することもある。低い確率だが「成功」（患者の死亡）が得られない場合があることや，患者が自分で内服できない場合には実施できないことから，安楽死のほうが倫理的であるという見解がある。患者が処方薬を得るまでには，複数回の意思表示や精神科医の診察などの手順がある。

　自殺幇助は米国のオレゴン州で1997年に初めて合法化され，次いで，ワシントン州，モンタナ州などで合法化された。この他の複数の米国の州で合法化の動きがある。オーストラリアの北部準州では一時期合法化されていたが廃止された。2014年にはカナダのケベック州でも合法化された。

　オレゴン州で自殺幇助が合法化される時に懸念されたのは，十分な緩和ケアを受けていない患者や，経済的に苦しい立場にある患者が本意ではない自殺幇助を受けることであったが，実際には，社会的に高い地位にあるアングロサクソン系白人が主に希望している。理由も痛みなどの身体的苦痛ではなく，「死の時を自分でコントロールしたい」，「自分で自分のことを決められなくなることを望まない」（loss of autonomy）や「楽しいと感じられることができない」（inability to engage in enjoyable activities）ことであった。ホスピスケアも同時に受けている人が多かった。自殺幇助の認められている米国の州では，通常，自殺幇助を希望する患者でもホスピスケアを受けることができる。ホスピス団体は自殺幇助に反対の立場をとっており，自ら積極的に対応することはないが，薬物を内服するまでの間の苦痛緩和や精神的サポートを行う。

　治療の差し控え・中止は，人工呼吸，透析，水分・栄養補給といった生命維持のための治療を最初からしない（差し控え，withholding）か，一度したものをやめる（中止，withdrawal）ことを指す。先進国のほとんどの国において，植物状態になった患者の意思をめぐって家族が治療中止を求めた事例がことのきっかけになり，治療の差し控え・中止が違法ではないという法律が制定された。有名なのは，米国で25歳の娘に対する栄養補給の治療中止を両親が求めた1983年のナンシー・クルーザン事件である。治療の差し控え・中止の合法化は，自己決定が重視される英語圏での制度

化が主であり，刑法上の罪に問われないということではなく，治療中止それ自体が合法であるという明確な法律が存在する．アジア圏では，2000年に台湾で初めて合法化された．この法案は「安寧緩和医療条例」と呼ばれ，治療の差し控え・中止のみならず緩和ケアをすべての疾患に提供するきっかけとなった．

　日本では「尊厳死」といわれることがあるが，少なくとも英語圏で学術的には用いられない．オレゴン州・ワシントン州における自殺幇助を合法化する法案の名称はDeath with Dignity Actと呼ばれるため，一般用語としてdeath with dignityといわれる．「自殺幇助」のネガティブなイメージを払しょくするために意図的に使用されている．したがって，学術的議論をする時に「尊厳死」という表現を用いることは適切ではない．

　治療の差し控え・中止は以前に，消極的安楽死とも呼ばれることがあったが，安楽死は医師によって患者を死亡させることを指すとの定義が受け入れられたため，最近は用いられない．

　また，国内で「平穏死」という呼称が用いられることがある．英語圏ではpeaceful deathに相当するのかと思われるが，これも結果を表す言葉であって学術的に定義された言葉ではない．

　以上をまとめると，安楽死は患者が死亡することを目的として医師が致死量の薬物を注射すること，自殺幇助は医師が致死量の薬物を処方すること，治療の差し控え・中止は何らかの医学治療を行わないか中止すること，である．鎮静は，苦痛緩和に対して少量の鎮静薬を投与することであり，個々の「典型的なケース」だけを見ると「全く違う」もののように見える．

## 鎮静と安楽死の違い：古典的見解

　鎮静と安楽死の異同については，各種学会や専門家の多くの声明が出ている．ここでは最も基本的な声明として参照されることの多いEuropean Association for Palliative Care (EAPC) のものを見ておきたい (表4)[7]．すなわち，鎮静は，苦痛の緩和を目的とし，苦痛緩和に必要な分だけの最小の鎮静薬を使用し，もし患者の死亡が起きたとしたらそれは望ましくない結果である．安楽死では，(苦痛の緩和が最終的な目的とはいえ) 患者の死亡を (直接の) 目的とし，致死量の薬物を医師が投与し，もし患者が死亡しなかった場合にはそれは望ましくない結果である．この立場は2016年に公開されたばかりのEAPCの声明でも述べられている[8]．該当箇所を引用しておきたい：「死が間近に迫っている患者に対する鎮静は，安楽死とははっきりと区別されなければならない．鎮静では意図は苦痛緩和であ

表4 ● 鎮静と安楽死の違いは何か？：古典的定義

|  | 鎮静 | 安楽死 |
| --- | --- | --- |
| 意図 | 苦痛の緩和 | 患者の死亡 |
| 方法 | 苦痛緩和に必要量の鎮静薬<br>例 ミダゾラム10 mg/日持続投与 | 致死性薬物の投与<br>例 バルビツール製剤10 g/回投与 |
| 望ましい結果 | 苦痛の緩和 | 患者の死亡 |
| 望ましくない結果 | 患者の死亡 | 患者の生存 |

り，方法は症状が取れるだけの鎮静薬を使うことであり，うまくいった結果は苦痛が取れることである。安楽死とは，意図は患者の生命を終わらせることであり，方法は致死性薬物の投与であり，うまくいった結果は患者に迅速に死がもたらされたということである（palliative sedation in those imminently dying must be distinguished from euthanasia. In palliative sedation, the intention is to relieve intolerable suffering, the procedure is to use a sedating drug for symptom control, and the successful outcome is the alleviation of distress. In euthanasia, the intention is to end the life of the patient, the procedure is to administer a lethal drug, and the successful outcome is immediate death）」。現状での最もオーソドックスな考えである。生命倫理学的にはこの見解に意見の一致をみない点があるが，「とりあえず」このように整理されている。

> **Chapter1のまとめ**
>
> このChapterでは議論をする上で必要になる鎮静に関連した用語の定義を示した。言葉の定義も何十年も同じということはないので，現状でのまあまあコンセンサスのある定義というくらいに考えてほしい。もし詳細を勉強する場合には，文化の差があることを前提として作成されているEuropean Association for Palliative Care（EAPC）の声明（2016年）[8]の一読をすすめる。

**文献**

1) Onwuteaka-Philipsen BD, Brinkman-Stoppelenburg A, Penning C, et al.: Trends in end-of-life practices before and after the enactment of the euthanasia law in the Netherlands from 1990 to 2010: a repeated cross-sectional survey. Lancet, 380(9845): 908-15, 2012.
安楽死や治療中止に関するオランダの定期報告。定期的に報告されるので最新のものを参照のこと。

2) van der Heide A, Onwuteaka-Philipsen BD, Rurup ML, et al.: End-of-life practices in the Netherlands under the Euthanasia Act. N Engl J Med, 356(19): 1957-65, 2007.
特に安楽死だけについて検討したもの。

3) Van den Block L, Deschepper R, Bilsen J, et al.: Euthanasia and other end of life decisions and care provided in final three months of life: nationwide retrospective study in Belgium. BMJ, 339: b2772, 2009.
ベルギーの安楽死に関する報告。対象に若干の違いがある。

4) Swarte NB, van der Lee ML, van der Bom JG, et al.: Effects of euthanasia on the bereaved family and friends: a cross sectional study. BMJ, 327(7408), 189, 2003.
安楽死を受けた患者の家族のほうが悲嘆が少なかったとの報告。

5) Sullivan AD, Hedberg K, Fleming DW: Legalized physician-assisted suicide in Oregon—the second year. N Engl J Med, 342(8): 598-604, 2000.
オレゴン州の自殺幇助の2年目の報告。定期的に報告されるので最新のものを参照のこと。

6) Ganzini L, Harvath TA, Jackson A, et al.: Experiences of Oregon nurses and social workers with hospice patients who requested assistance with suicide. N Engl J Med, 347(8): 582-8, 2002.
オレゴン州の自殺幇助の様子がわかる。

7) The EAPC Ethics Task Force on palliative care and euthanasia: Euthanasia and physicianassisted suicide: a view from an EAPC Ethics Task Force. Eur J Palliat Care, 10(2): 63-66, 2003.
鎮静と安楽死の違いに関するEAPCの倫理専門家の声明。古典的な声明といわれれば，これが最も引用される。

8) Radbruch L, Leget C, Bahr P, et al.; Board Members of EAPC: Euthanasia and physician-assisted suicide: A white paper from the European Association for Palliative Care. Palliat Med, 30(2): 104-16, 2016.
EAPCが2016年に出した最も新しい見解。最近のフランスでの鎮静の合法化も踏まえて意見の一致しているところも一致していないところも明確に記載されている。

# Chapter 2 鎮静の歴史的経緯
## 大枠をつかむ

---

### WHO方式がん疼痛治療法作成委員会の委員長であるVentafridda Vが鎮静の必要性に言及した―1990年

　何ごとも歴史的な経緯を把握することは議論を進める上で重要である（表1）。

　現代でいうところの鎮静が初めて医学文献に登場したのは1990年のVentafridda Vの報告である[1]。WHO方式がん疼痛治療法のVentafridda Vが，（在宅緩和ケアを受けた患者で）WHO方式がん疼痛治療法を行ったとしても十分な症状緩和には鎮静が必要だったと報告した。この「鎮静」というのは現在でいうところの鎮静よりもやや幅の広い概念で，使用される薬剤もさまざまある。しかし大きくいえば，約50％の患者では睡眠状態にしなければ緩和は得られなかったと述べた。当時はがん患者の症状緩和は楽観論の時代であり，WHO方式が普及していけばすべての苦痛はなくなると信じられていた。もし鎮静について言及したのがVentafriddaでなかったならば，「それはあなたの鎮痛方法が悪いので，きちんとWHO方式でやってください」と言われておしまいだったであろう。しかし，Ventafriddaが「正直に」（科学的にといってもよいし，学術的にといってもよい）報告したことが議論の明確な発端となった。

　少し丁寧にVentafridda Vの研究を読んでみよう。ここかしこに彼が伝

▼Ventafridda V
WHO方式がん疼痛治療法の作成において中心的役割を果たした。1990年に鎮静の論文を発表した。

### 表1 ● 鎮静に関する歴史的経緯

| 1990年代 |
|---|
| ● はじめての問題提起　Ventafridda V |
| ● いろいろな概念が提唱される（terminal sedation, slow euthanasia） |

| 2000年代 |
|---|
| ● 実証研究と概念の整理が進む。palliative sedationと呼称される |
| ● 世界各国でガイドラインが作成される |

| 2010年代 |
|---|
| ● オランダからの実証研究により課題が再提起される |

えたかったメッセージを見ることができる。この研究はミラノの在宅サービスの患者を対象に行われ，そこでは医師・看護師はもちろんのこと，心理専門家，ケースワーカー，100名以上のボランティアがケアを提供していた。鎮痛では薬物療法はもちろん，各種神経ブロックも利用可能であった（neurolytic and neurosurgical treatments were available）と強調されている。オピオイドの投与経路も，皮下注射・静脈注射で不十分な場合はクモ膜下腔に投与された。患者が終末期に苦痛が激しくなるのでは？ という不安を持つことに対して，彼らは次のように説明した―「苦痛をなくすことは絶対に（always）できる。でも，同時に意識が下がるかたちになることも時々あります（It is always possible to control the suffering, but in some cases this can be accomplished by reducing consciousness at the same time）」。経過を死亡まで追えた120名の患者のうち63名に緩和困難な苦痛が生じて，鎮静が行われた。鎮静は，（結果として）眠るまで薬物を使用して，死亡まで継続したと記載している（Symptom control was possible only by increasing dosages if opioids, psychotropic drugs or both until sleep. This sedation was maintained until death）。考察の冒頭と最後の言葉が印象的である：患者が亡くなる数日か数時間前に症状コントロールがつかなくなることは普通によくあることだが，正直に議論されることはない。…この論文が緩和ケア領域での議論の始まりになることを期待したい（The lack of control of physical suffering of cancer patients on the last days or hours of life is a common medical problem, but one that is rarely discussed openly. …We hope that it might be the beginning of a discussion of the ambit of palliative care）。

　筆者は，この研究の価値はいまも変わらない，landmark paperとはこのようなものだと思う。鎮静について語ることは少し後ろめたさを感じるのか，医師としての看護師としての不全感を刺激するのか，率直に語られることがあまりに少ないことを彼は明白に指摘している。そしてこれは現代にも当てはまる。繰り返しになるが，Ventafridda VはWHO方式がん疼痛治療法の開発と普及を率いてきた。「WHO方式でみんな痛みが取れますよ」というほうが誰にも歓迎されたに違いない。しかし，彼は事実に正直に向き合うことを選んだ，筆者はそう思う。

　ちなみに，日本においてホスピスケアの理想として紹介されることの多いセントクリストファーズホスピスにおいても，少し後の2003年になるが，亡くなった患者の約50％が鎮静を必要としたと報告されている[2]。この「鎮静」もやはり比較的広い意味であり，ミダゾラム10 mg/日以上を使用した場合を鎮静と定義している。ミダゾラムだけであれば82％（！）の

患者に使用されている。イギリスの緩和ケア専門家の考えとして，ミダゾラムは苦痛に応じて少しずつ（proportionalに）使用したのであって，「患者の意識を下げるぞ」という意図を明確にして使用したのではないと記載されている。ちなみに，鎮静はオピオイドでは行わない（opioids are not used for sedation in our setting）と記載されており，オピオイドを鎮静目的で使用してはいけないことは現代のガイドラインにも記載されている通りである。

日本ではなお「WHO方式を行えば鎮静は必要ない」との見解を耳にすることがあるが，そもそも「何を鎮静と呼ぶか」，「どのくらいの苦痛を十分とするか/不十分とするか」が個々の論者によって異なっている。したがって，結局のところ，鎮静が必要な割合や，治療抵抗性の割合はその定義，つまりは「この患者には鎮静を行ったのか」，「この患者の苦痛は緩和困難だったのか」のとらえ方によって変わってしまう。筆者としては，まずは，Ventafridda V[1]，Sykes N/Thorns A[2]の論文を丁寧に読むことをすすめたい。彼らは，（それを鎮静と呼ぶかどうかは別として），ミダゾラムを代表とする鎮静作用のある薬物を使用することなしに死亡直前の苦痛緩和をすることは難しいと明確に述べている。

## 終末期鎮静（terminal sedation），ゆっくりとした安楽死（slow euthanasia）と一時期呼ばれる

その後，死亡直前に鎮静薬を投与する行為をterminal sedationと呼称した報告がいくつか出されたが，これは広く受け入れられなかった。その理由として，terminalという言葉が（映画のターミネーターと同じように）terminate，つまりは「命を終わらせるための鎮静」を連想させたためと考えられている[3]。同じ頃，現在では古典として扱われる報告で，これまたこの領域の著名人であるBillings JAとBlock SDが持続的深い鎮静の安楽死との境界が不透明である部分をゆっくりとした安楽死（slow euthanasia）と表現して騒然となった[4]。この表現も否定的にとらえられ，その後学術雑誌には登場しなくなった。

鎮静を表現するのにどのような呼称が使用されていたかは，年度順に並べてみるとよくわかる（表2）[3]。初期には単にsedationと呼ばれていたが，1990年代に一時期terminal sedationと呼ばれ，2000年代になってからはpalliative sedation（PS）という言い方が普通となった。

筆者らも当初はterminal sedation（定まった日本語訳があるわけではないが終末期鎮静としておく）という用語を使用していたが[5]，その後，自らが国際社会に定義を提案するとともに得られたコンセンサスに合わせ

表2● 鎮静についての呼称の変遷

| 年 | 鎮静の表現（著者） | |
|---|---|---|
| 1994 | •sedation in the management of refractory symptoms (Cherry NI) | |
| 1996 | •slow euthanasia (Billings JA)<br>•sedation (Fondras J) | •sedation (Morita T) |
| 1997 | •terminal sedation (Quill TE) | •sedation (Stone P) |
| 1998 | •terminal sedation (Charter S) | •sedation (Fainsinger RL) |
| 1999 | •terminal sedation (Hallenbeck J)<br>•total pharmacological sedation (Peruselli C) | •sedation (Morita T) |
| 2000 | •terminal sedation (Enck RE)<br>•sedation for intractable distress of dying patient (SIDD Pat) (Krakauer EL)<br>•terminal sedation (Martinez J) | •terminal sedation (Quill TE)<br>•terminal sedation (Quill TE)<br>•terminal sedation (Tannsjo T) |
| 2001 | •terminal sedation/Palliative sedation (Gauthier CC)<br>•terminal sedation (Loewy EH)<br>•palliative sedation therapy (PST) (Morita T) | •palliative sedation (PS) (Reifsnyder J)<br>•terminal sedation (Sales JP) |
| 2002 | •PS (Cowan JD)<br>•terminal sedation/sedation for the imminently dying (Jansen LA) | •continuous deep sedation (Morita T)<br>•sedation (Radbruch L) |
| 2003 | •terminal sedation (Gevers S)<br>•sedation in the terminal or final stages (Muller-Busch HC) | •terminal sedation/PS (Taylor RM) |
| 2004 | •terminal sedation (Kaldjian LC)<br>•terminal sedation (Rietjents JA) | •PS (Rousseau P) |
| 2005 | •PS (Bonito V)<br>•PS (Brender E) | •sedation in the agony (Gonzalez BM)<br>•PS (Schuman ZD) |
| 2006 | •PS (Cowan JD) | |
| 2007 | •PS (Cantor MD)<br>•PS (Claessens P)<br>•PST (de Graeff A) | •PS (Rietjens JA)<br>•PS (Verkerk M) |
| 2008 | •sedation (Cherny NI) | •end-stage PS (Reuzel R) |
| 2009 | •PS (Cherny NI)　•PS (Davis MP) | •PS (Hauser K) |
| 2010 | •PS (Alonso-Babarro A)<br>•PS (Kirk TW) | •PS (Olsen ML) |
| 2011 | •PS (Broeckaert B) | |

て，palliative sedation（苦痛緩和のための鎮静）[6, 7]，さらに，continuous deep sedation（持続的深い鎮静）と，その時代に提案されていた（いる）学術用語を使用している[8]。名称の変遷の背景に特に関心のある読者は，Papavasiliou ESらの文献[3]をよく読んでみてほしい。

## 苦痛緩和のための鎮静（palliative sedation）として概念が整理され，ガイドラインが国際的に整備された─2000年代初期

　約10年にわたるいろいろな議論の末に，2000年代初めに世界各国からそれぞれ別々に，しかし結論としては不思議なことに同じようにpalliative sedation therapyという表現が提案された。先鞭をつけたものの1つは我が国からの用語，定義，分類の提案がLancetとJournal of Pain and Symptom Managementに掲載されたことである[6, 7]。この提案は，その後の世界各国の定義・概念枠組みを主導した。その後，用語の定義はとりあえず収束する方向となり，世界各国で鎮静のガイドラインが作成された。今日では主要な国のほとんどにおいて鎮静についてのガイドラインがあり，ガイドラインの系統的レビューもすでに出版されている[9, 10]。

　ガイドラインの中心的な部分はおおむね一致しているが，患者の生命予後をどの範囲で指定するか，精神的苦痛を対象に含めるか，具体的な投与方法をどうするのか（薬物投与プロトコールの具体的な記載はほとんどない），どれくらいの間隔で何を使用してモニタリングを用いるのか（いくつかの尺度が最近提案された）についてはガイドライン間でも一致していないところがある。2014年のガイドラインの系統的レビューで各国のガイドライン「鎮静とは何か」の定義がまとまっているため，ここで一覧として見ておきたい[9]。日本の鎮静に関するガイドラインは，2005年に筆者らが素案を作成したものを日本緩和医療学会が承認したものが国際的には引用される。その後2010年に小規模な改定がなされ，最新版は日本緩和医療学会のホームページで無料で閲覧できる。大きな変更はないため，ここでは系統的レビューに含まれた2005年のものを使用する。

　まず，「鎮静とは何か」の定義である（表3）。一読すると，各国の鎮静の定義はおおむね同じ内容を含んでいる。すなわち，1）苦痛の緩和が目的である，2）その苦痛は患者にとって耐えがたいもので他の治療で緩和できない，3）患者の意識を意図的に低下させる。さらっと読むと問題は生じないように思われるが，Prologueの事例を細かく見てくれた読者には何か問題となりそうなところに気が付くだろうか。2つの（国際的に認識されている）問題がある。

　1つは，「患者にとって耐えがたい苦痛」の定義である。定型的には，患者に直接確認して「耐えがたいかどうか」を確認すればいいとされているが，後述するように，人の体験や認識は相互関係によっても規定されるものである。したがって，ある医療チームが患者に聞いて「耐えがたい」と返事をもらったものが，異なる医療チームが患者に聞いて必ずしも同じ返

表3 ● 各国の鎮静の定義

| 団体（国，年） | 定義 |
|---|---|
| European Association of Palliative Care：EAPC（ヨーロッパ，2009） | 患者・家族・医療者にとって倫理的に許容できる方法で，他の方法では緩和できない苦痛を和らげるために，患者の意識を低下させるか全く無意識とすることを意図して，鎮静薬を調節して投与すること<br>Monitored use of medications intended to induce a state of decreased or absent awareness in order to relieve the burden of otherwise intractable suffering in an manner that is ethically acceptable to the patient, family, and healthcare providers. |
| National Hospice and Palliative Care Organization：NHPCO（米国，2010） | 治療抵抗性で耐えがたい苦痛を患者が意識しなくてすむようにはっきりと意図して，薬剤を使用して患者の意識を低下させること<br>Lowering of patient consciousness using medications for the express purpose of limiting patient awareness of suffering that is intractable and intolerable. |
| Royal Dutch Medical Association（オランダ，2007） | 死亡が数日以内と考えられる患者の意識を意図的に低下させること<br>Intentional lowering of consciousness of a patient in the last phase of life. |
| Canadian Society for Palliative care Physycians（カナダ，2012） | 耐えがたい治療抵抗性の苦痛を和らげる目的で，患者の意識を低下させる薬物を使用すること<br>Use of pharmacological agents to reduce consciousness, reserved for treatment of intolerable and refractory symptoms. |
| 日本緩和医療学会（日本，2005） | 患者の苦痛緩和を目的として患者の意識を低下させる薬剤を投与すること<br>（または，患者の苦痛緩和のために投与した薬剤によって生じた意識の低下を意図的に維持すること）<br>Use of sedative medications to relieve suffering by the reduction in patient consciousness level or intentional maintenance of reduction in patient consciousness level resulting from symptomatic treatment. |

事になるとは限らない。

　もう1つは，「意図」である。意図は本書のメインテーマの1つであるが，鎮静においては実にやっかいである。「患者の意識を低下させることを意図して」，「苦痛を患者が意識しなくてすむようにはっきりと意図して」，「患者の意識を意図的に低下させる」と定義上は記載されるが，はたして臨床現場でこれは検証可能な現象として把握できるだろうか。呼吸困難のある患者にモルヒネを増量する—ある医師は「意識が下がることをはっきり意図して，眠ってうとうとなるほうがいいと思って増量しました」と説明し，ある医師は「意識は下がるかもしれないけど，意識を下げよう！　って強く思ったわけではなくて…下がるかもしれないけど，できれば下がらずに苦痛だけ取れてほしいなと思って増量した」と説明し，また別の医師は「う〜ん…意図？　とにかく苦しいのを取ってあげたいって，それは思っていました。意識にどう影響するかまでは考えていなくて…」と説明しうる。

　ミダゾラムの持続注射についても同じことがいえる。ある医師は，「患者さんが眠ったほうがいいと思って，ちゃんと眠れるように使いました。

使うとたぶんこれでお話しするのは最後になるというのは認識していました」と説明し，別の医師は「ミダゾラムを使用すれば意識が低下しそうな状況だとは思っているし，想定はしていたけど，意識を下げよう！と思って使ったわけじゃなくて，苦しいのが取れればいいなと思って使った」と説明しうる。鎮静に関する議論のかみ合わなさは，定義自体の内包する「意図」の課題である。

やや話題が細かくなるが，鎮静のガイドラインの対象患者・精神的苦痛の適応・輸液中止の扱いの違いを一覧表にした（表4）。対象患者の生命予後は数日以内かせいぜい2週間以内で共通している。精神的苦痛を適応とするかについては，「例外的に適応とする」（適応とするが例外的である）という表現で一致しているが，多少の幅がある。輸液中止については，鎮静とは別の判断としているものが多いが，オランダのガイドラインでは（合目的的ではないとの立場から）中止を推奨している。

## オランダからの問いかけに驚く—2010年から現在

さて，そのような中，現在の議論の直接のきっかけとなったのは，オラ

表4 ● 各国の鎮静のガイドラインでの対象患者と精神的苦痛の適応

| 団体（国，年） | 対象患者 | 精神的苦痛の適応 | 輸液中止の扱い |
|---|---|---|---|
| European Association for Palliative Care：EAPC（ヨーロッパ，2009） | 時間の単位から，長くても日の単位 | 適応になるかもしれないが，時に（may be considered occationally） | 別々の判断（independent） |
| National Hospice and Palliative Care Organization：NHPCO（米国，2010） | 2週間以内 | 間欠的鎮静（respite sedation）などとりわけの注意を払うべきである | 別々の判断（should be separately discussed） |
| Royal Dutch Medical Association（オランダ，2007） | 1〜2週間以内 | 身体的苦痛が基本である（in nature） | 別々の判断だが，持続的深い鎮静では継続しないように推奨する |
| Canadian Society for Palliative care Physicians（カナダ，2012） | 1〜2週間以内 | 専門科の診察を得た上でまれな場合に限る（rare） | 別々の判断（should be separately discussed） |
| 日本緩和医療学会（日本，2005） | 数日以内 | 適応になるが，例外的（exceptional） | 別々の判断（should be separately discussed） |

ンダからの報告である[11, 12]。オランダはもともと安楽死が合法化され，実態が定期的に医学論文に報告される国として有名であるが，鎮静についてもガイドラインを作成して実態を報告し始めた。オランダの国民性として，徹底的な合理主義者とよくいわれるが，あいまいなまま物事を検討するのではなく，すべてデータを把握してその上で議論したほうが「合理的じゃない？」という姿勢が背後にある。

　結果は大雑把にいえば，オランダからの報告は10年前に議論されたslow euthanasiaが行われる可能性を示唆するものであった（表5）。経年的に持続的深い鎮静を受けて死亡する患者（がん患者に限らない）は増加しており，近年では全死亡の10％を超過した。古典的には，鎮静では安楽死と異なって生命の短縮は意図されないはずであるが，実際には，持続的深い鎮静を行った医師の15％程度は「生命の短縮も（少しは）意図して」鎮静を実施していた。もちろん，これは，安楽死そのものが合法化されているオランダなので，医師が「生命の短縮を意図した」と書くことに心理的なハードルが低いことも反映している。日本で同じ調査をしたら，（本当は）「生命の短縮を意図した」と思っている医師でも，すすっとは「はい」と回答できない（これを社会的望ましさバイアスという）。この結果は，「意図」だけで鎮静と安楽死を区別しようとする方法が，実証研究上，少なくともオランダにおいてはうまく機能しないことを示す。さらに，実際に40％くらいの患者では「生命予後が短縮した」と推測された（医師がそう思っただけで，本当に短くなったのかはわからない）。この他にも，患者の同意が必ずしも得られていないことや，鎮静の標的症状がせん妄や呼吸困難ではなく疼痛や精神的苦痛であること，緩和ケア専門家にコンサルテーションされていないことも指摘された。この持続的な深い鎮静は必ずしも専門施設で行われているものではなく，全国のあちこちで行われているものである。

　これをきっかけに，再び鎮静に関する安楽死とのグレーゾーンの議論が

表5●オランダの鎮静に関する実証研究

- 死亡の原因となる頻度が全死亡の10％を超過
- 持続的深い鎮静を行った医師の15％程度は「生命の短縮も意図して」鎮静を実施
- 実際に40％くらいの患者では「生命予後が短縮した」と推測
- 患者の同意が必ずしも得られていない
- 標的症状がせん妄や呼吸困難ではなく疼痛や精神的苦痛である
- 認知症患者のBPSD（行動・心理症状）にも使用されている
- 緩和ケア専門家にコンサルテーションされていない

巻き起こることとなった。

## 持続的深い鎮静の2つのパターンの区別の重要性を指摘する

　近年，持続的深い鎮静について2つの（複数の）実践パターンが世界的にあることが指摘されるようになった[13, 14]（表6）。これは大もとのVentafridda VとSykes N/Thorns Aの論文を丁寧に読んだ読者は想像がつくことと思う。2つの実践パターンを概念的にまとめて示したのはQuill TEである[13]。彼は，持続的深い鎮静とはいっても，「苦痛緩和に合わせて」鎮静薬を投与するので，突然意識を低下させるような（意識の急激な低下自体を目的とするような）薬物療法は行うべきではない，と論じた（この見解そのものは1990年代にもSulmsy DPを中心によくいわれたことであるし，Sykes Nの著説でも繰り返して出てくる）。「患者を（意図的に）眠らせる」のではなく，苦しい，それに合わせてミダゾラムを少量使用する，まだ苦しい，少し増量する…のように，投与量を「苦痛に合わせて漸増」した結果，「やむをえず」深昏睡となる持続的深い鎮静が原則であり，これをproportional palliative sedation（PPS）と呼んだ。一方，出血など非常にせっぱつまった時に，短時間に意識が低下することを目的として患者を深昏睡になるまで鎮静薬を投与することをpalliative sedation to unconsciousness（PSU）と呼び，これは例外的であるとした。

　同じ時期に，実証研究の立場から，オランダやイギリスでの鎮静の実態

### 表6● 実証研究が提案する2つの持続的深い鎮静

| 鎮静のパターン | 薬物投与例 | メリット | デメリット |
|---|---|---|---|
| proportional palliative sedation：PPS（症状に合わせて鎮静薬を漸増した結果による，持続的深い鎮静） | ①ミダゾラムを2 mg皮下注射した後，1 mg/時で持続投与する②4時間ごとに患者の状況をみて，苦痛がない状態になればそこで増量はしない（結果的に，うとうとするくらいで増量しない場合もある）③深昏睡になれば投与を減量する | 患者が話せる可能性がある | 症状緩和が得られない可能性がある |
| palliative sedation to unconsciousness：PSU（急速に患者を深昏睡として，死亡まで持続する持続的深い鎮静） | ①ミダゾラムを2 mg皮下注射した後，1 mg/時で持続投与する②1時間ごとに患者の状況をみて，患者の意識がなくなるまで増量する③死亡まで患者の意識がない状態を維持する | 確実な症状緩和が得られる | 患者が話せる可能性がなくなる |

を比較研究していたUNBIASED研究チームは，丁寧な質的研究から，オランダとイギリスとで持続的な深い鎮静の方法が異なっていることを示した[14]。すなわち，イギリスでは緩和治療専門医は症状に合わせて徐々に薬物を使用するので（大雑把にいえばQuill TEのいうPPSが主体であり），「ここから鎮静」のような明確なポイントはなく，家族もそのようなポイントを認識していない。一方，オランダでは，「いまから鎮静を行う」というポイントは明確で，実施した後，患者が深昏睡に至るように鎮静薬を維持投与する実践（大雑把にいえばQuill TEのいうPSU）が多いことを示した。

このパターンの違いは，結局のところ，「徐々に鎮静薬を増やして結果的に昏睡になった」と，「最初から昏睡になることを是として鎮静薬を投与する」を両極端として見せるものである。もちろん，この2つのタイプは絶対的なものではなく相対的なものであり，その中間が実践上はありうる。

一般論として，Quill TEは，持続的深い鎮静は症状緩和を目的として徐々に行われるべきであり（つまりPPSが基本であり），急激に意識をなくすPSUが必要な場合は，窒息，急激な低酸素血症，肝出血や消化管穿孔のような場合に限られると述べている[13]。この議論はもともと1990年代後半から2000年初めに行われた議論と似ている。もともと，鎮静を意図的な意識の低下であると定義した場合，「（医師が）意図的に（患者の）意識を低下させることはおかしい。意識の低下は苦痛緩和を意図して行った結果，やむをえず生じることである」との見解が見られた[15]。しかし，これまた医師の「意図」に議論の多くをよっているため，「自分は患者さんが眠れるようにと思った」，「眠ることは目的とはしていないけど，結果的に眠ることにはなるかなとは思った」との違いを明確にできないという点は変わりない。すなわち，現在も，持続的深い鎮静において，医師は「意図して」意識を低下させるのか，苦痛緩和を意図しているが結果的に意識が低下するのかについてのコンセンサスは国際的に得られていない（「ものは言いよう」の域を出ない）。

鎮静がproportionalかsuddenかを分類した表がある（表7）[16]。これによると我が国の鎮静の研究3つ（すべて筆者が第一著者）もVentafridda Vの研究もproportionalに分類されているが，はたして，当時proportional sedationとsudden sedationの区別を筆者自身が意識していたかといわれると定かではない。

おそらくコンセンサスがあることは，徐々に苦痛に合わせて鎮静薬を増量した結果，意識レベルが低下するといった持続的深い鎮静のあり方については問題であると認識している識者はおらず，むしろ通常の症状緩和と

表7 ● proportional sedation? sudden sedation? : イギリスの見方

| 著者 | 年 | proportional / sudden | 頻度 (%) |
|---|---|---|---|
| Ventafridda V | 1990 | proportional | 52 |
| Fainsinger RL | 1991 | proportional | 16 |
| McIver B | 1994 | proportional | 25 |
| Morita T | 1996 | proportional | 48 |
| Tuner P | 1996 | proportional and hospital | 88 |
| Stone P | 1997 | proportional and hospital | 26 |
| Fainsinger RL | 1998 | sudden | 1 |
| Fainsinger RL | 1998 | proportional | 30 |
| Morita T | 1999 | proportional | 45 |
| Fainsinger RL | 2000 | sudden | 4〜10 |
| Fainsinger RL | 2000 | sudden | 15〜36 |
| Morita T | 2001 | proportional | 60 |
| Chiu TY | 2001 | proportional | 28 |
| Sykes N | 2003 | proportional | 48 |

して考えるべきとされていることである。問題なのは，(特に全身状態のそれほど悪くない患者に)「短時間に患者に深昏睡をもたらして死亡まで継続する」タイプの持続的深い鎮静を行った場合のグレーゾーンである。現在のところ，この2つのタイプの「鎮静」の頻度や効果，副作用を比較した実証研究はない。

**Chapter2 のまとめ**

このChapterでは鎮静の議論を把握するための大局観を得られるように解説した。治療抵抗性の苦痛があることをまずは認めた1990年代，鎮静薬の使用の概念化を進めながら実証研究をまとめてガイドラインを作っていった2000年前後，オランダからの報告をきっかけに安楽死とのグレーゾーンが再び議論されるようになった2010年前後という全体の流れをここではまず把握してほしい。このように，各時代背景によって議論されていたことが異なるため，各論文を読む場合でもそれがいつの時代に書かれたものかを確認することが重要である。

## 文献

1) Ventafridda V, Ripamonti C, De Conno F, et al.: Symptom prevalence and control during cancer patients' last days of life. J Palliat Care, 6(3): 7-11, 1990.
WHO方式がん疼痛治療法の作成において中心的役割を果たしたVentafridda VがWHO方式のみでは苦痛緩和は十分できないと学術誌に報告した。

2) Sykes N, Thorns A : Sedative use in the last week of life and the implications for end-of-life decision making. Arch Intern Med, 163(3): 341-4, 2003.
セントクリストファーズホスピスでの鎮静の研究。広い意味での鎮静は約50％に実施。

3) Papavasiliou ES, Brearley SG, Seymour JE, et al.: From sedation to continuous sedation until death: how has the conceptual basis of sedation in end-of-life care changed over time? J Pain Symptom Manage 2013; 5:706-723. J Pain Symptom Manage, 47(2): 370, 2014.
鎮静，終末期鎮静，苦痛緩和のための鎮静，持続的深い鎮静と用語が変わっていく様子を系統的に分析している。

4) Billings JA, Brock SD: Slow euthanasia. J Palliat Care, 12 (4): 21-30, 1996.
鎮静と「ゆっくりとした安楽死」の概念をからめて紹介して話題となった古典。

5) Morita T, Akechi T, Sugawara Y, et al.: Practices and attitudes of Japanese oncologists and palliative care physicians concerning terminal sedation: a nationwide survey. J Clin Oncol, 20(3): 758-64, 2002.
terminal sedationと呼ばれていた頃の鎮静の全国調査。全国のがん治療医を対象としている。

6) Morita T, Tsuneto S, Shima Y: Proposed definitions for terminal sedation. Lancet, 358(9278): 335-6. 2001.
2000年前後にterminal sedationという定義を見直そうという動きがあり，palliative sedation therapyの呼称を提案した。

7) Morita T, Tsuneto S, Shima Y: Definition of sedation for symptom relief: a systematic literature review and a proposal of operational criteria. J Pain Symptom Manage, 24(4): 447-53, 2002.
palliative sedation therapyの呼称が提案された日本からの研究。これが国際的なコンセンサスの土台になった。

8) Maeda I, Morita T, Yamaguchi T, et al.: Effect of continuous deep sedation on survival in patients with advanced cancer (J-Proval): a propensity score-weighted analysis of a prospective cohort study. Lancet Oncol, 17(1): 115-22, 2016.
最近では鎮静と大きく定義せずに，特に持続的深い鎮静を扱う場合にはCDS（continuous deep sedation）と呼称することが多い。

9) Schildmann E, Schildmann J: Palliative sedation therapy: a systematic literature review and critical appraisal of available guidance on indication and decision making. J Palliat Med, 17(5): 601-11, 2014.
主要国で出ている鎮静のガイドラインの系統的レビュー。定義，適応，インフォームドコンセントを比較している。

10) Schildmann EK, Schildmann J, Kiesewetter I: Medication and monitoring in

palliative sedation therapy: a systematic review and quality assessment of published guidelines. J Pain Symptom Manage, 49(4):734-46, 2015.
こちらは薬の使い方についての各国のガイドラインの系統的レビュー。

11）
Onwuteaka-Philipsen BD, Brinkman-Stoppelenburg A, Penning C et al.: Trends in end-of-life practices before and after the enactment of the euthanasia law in the Netherlands from 1990 to 2010: a repeated cross-sectional survey. Lancet, 380(9845): 908-15, 2012.
オランダで，鎮静が届け出制になってから死亡前に鎮静を受ける患者が増加していることが示された。

12）
Swart SJ, Brinkkemper T, Rietjens JA, et al.: Physicians' and nurses' experiences with continuous palliative sedation in the Netherlands. Arch Intern Med, 170(14):1271-4, 2010.
オランダで施行されている鎮静はこれまでの「想定」と異なるところがある。

13）
Quill TE, Lo B, Brock DW, et al.: Last-resort options for palliative sedation. Ann Intern Med, 151(6):421-4, 2009.
ゆっくりとした持続的深い鎮静と急激な持続的深い鎮静を概念的に提案した。

14）
Swart SJ, van der Heide A, van Zuylen L, et al.: Considerations of physicians about the depth of palliative sedation at the end of life. CMAJ, 184(7), E360-6, 2012.
持続的深い鎮静の方法がオランダ，ベルギー，イギリスで異なることを両国の比較研究から実証的に見出した。UNBIASD（UK Netherlands Belguim International Sedation Study）研究チームによる質的研究。

15）
Jansen LA, Sulmasy DP: Sedation, alimentation, hydration, and equivocation: careful conversation about care at the end of life. Ann Intern Med, 136(11): 845-9, 2002.
鎮静において「意図して意識を低下させる」ことはないとの代表的な見解。

16）
Sykes N, Thorns A: The use of opioids and sedatives at the end of life. Lancet Oncol, 4(5): 312-8, 2003.
鎮静において「意図して意識を低下させる」ことはないとの代表的な見解。現代でいうところのproportional sedationとsudden sedationを示した表がある。

# Chapter 3 鎮静を議論する上で知っておきたい基盤となる知識1: 倫理原則

このChapterでは，鎮静を議論する上での倫理原則についてまとめる。筆者は生命倫理学の専門家ではないので，いくらか学問的に正確でないところがあるかもしれないがお許し願いたい。

## 生命倫理の4原則

緩和ケア，とりわけ終末期医療に関わる医師や看護師にとって，「これは本当に（して）いいことなのだろうか」という問いは日常的である。「安楽死をさせてもらえませんか。外国ではできる国もあると聞きましたが，日本ではしてもらえないのですか」，「いまから僕は断食をしますが，点滴は拒否しますのでそのまま見守ってほしいと願っています」（voluntary stopping eating and drinking：VSED）という明らかな倫理的課題というよりも，むしろ，「患者さんはこれこれを希望されているけれど，ご家族が反対されていて，患者さんの意識があいまいになってきてしまっている…」，「患者さんはこれこれを希望されているけど，あまりに危険性が高くて，絶対にだめということではないけど，医師としては正直すすめにくい…」といった，ぼやっとしていて倫理的に何が正しいのかという選択に日々迫られる。

そんな中，医師や看護師がまず基準にするようにと教育されるのが，生命倫理の4原則と呼ばれるものである。

> **生命倫理の4原則**
> - 自律性（autonomy）　「患者の意思を尊重するべきである」
> - 与益（beneficence）　「患者の利益になるようにするべきである」
> - 無加害（non maleficence）　「患者に害を加えないようにするべきである」
> - 正義・公平（justice/equality）　「社会的公平を保つべきである」

自律性（autonomy）原則とは，患者の自己決定に沿ったものを倫理的に正しいとするもので，欧米（特にアングロサクソン圏）の自己決定の考え

に従った倫理観である．鎮静でいえば，意思決定能力のある患者が十分に情報を得た上で自発的に決定する（鎮静を希望する）ことが，鎮静を妥当とするために必要ということになる．

　与益（beneficence）原則と無加害（non maleficence）原則は表裏一体であるが，医師は「患者の利益になるように」，「患者に害を加えないように」するべきであるという規範である．鎮静の文脈では，患者の苦痛を和らげることは患者の利益になることなので，苦痛を緩和するという点では与益原則に従っているといえるが，一方，もし鎮静によって患者がいまより会話ができなくなってしまったり，ひょっとして生命予後も短くなるということであれば，それは（一般的には患者にとっての害とみなされるので），「患者に害を加えないようにするべき」という無加害原則には反しているということになる．

　正義・公平（justice/equality）原則は，「社会的公平を保つべきである」ということで，一般的には医療資源の適切な配分によく用いられる．鎮静の文脈では，あまり正面から論じられることはないが，例えば，50名のケアを行うことが社会的責務とされている施設において，ある1名の患者に対して鎮静以外の方法で対応しようとすると現実的に他の49名のケアに手が回らなくなるということがあるならば，それは，その1名の患者にとってはいいかもしれないが，社会的公平の立場からは，正義・公平原則には反している〔ので，ある1名に対する鎮静は倫理的に妥当（な場合もあるかもしれない？）〕という議論はありうる．

## 4原則が成り立たない時の考え方：初期に用いられた二重効果の原則

　生命倫理の4原則のすべてが成り立つような医療行為の決定は難しくない．交通外傷の患者が手術を希望しており，手術は想定される合併症も少なく，回復が見込め，手術にかかる費用も人手も他の切迫した問題にとって代わるものではないなら，誰も倫理的ジレンマを感じることはない．問題はこれらが相反する場合に，はたしてどのような道筋で考えたらいいかということである．

　鎮静をめぐる議論では，初期に，二重効果の原則がしばしば用いられた．二重効果の原則は，そもそもはカソリック圏において「汝殺すなかれ」と相反する状況（正当防衛，刑法上の罪など）を倫理的に許容する場合があるとしたらどういう条件が必要か？　という問いに対する理論構築が起源である．4つの要件からなり，これらをすべて満たすならば，行為は倫理的であると（考えてもいい）だろうとするものだ．

> **二重効果の原則**
> - 行為自体が道徳的である
> - 好ましい効果のみが意図されている
> - 好ましい効果は好ましくない効果によってもたらされない
> - 好ましくない結果を許容できる相応の理由がある（＝相応性原則）
>
> 好ましい効果＝苦痛の緩和
> 好ましくない効果＝生命の短縮（または，意識の低下）

　鎮静でいえば，好ましい効果とは苦痛緩和であり，好ましくない効果とは一般的には生命の短縮を指して議論される（ここに意識の低下を置く立場もあるので，これは後述する）。鎮静の概念が提案された当初は，鎮静をしたら生命予後は短縮するとみなされていたので，二重効果の原則による説明が試みられた[1-5]。鎮静を二重効果の原則に当てはめると以下のようになる。

　「行為自体が道徳的である」…鎮静という行為は，鎮静薬を投与するということであるから，薬物を投与するというその行為自体は道徳的である，だから，倫理的に問題はない。

　「好ましい効果のみが意図されている」…鎮静は「苦痛緩和のみが意図されている」場合に限って，倫理的に許容される，ということである。ここが二重効果の原則において最も議論が尽きない（根本的に解決できない）点である（後述する）。

　「好ましい効果は好ましくない効果によってもたらされない」…苦痛緩和は，生命の短縮（患者の死亡）によってもたらされるものではない，ということである。この要件がどうして必要かというと，安楽死であっても「最終的には患者の苦痛の緩和のために行っている」という主張は成り立つからである。

　「好ましくない結果を許容できる相応の理由がある」…これは単独で相応性原則（principle of proportionality）と呼ばれる。相応の理由とは，鎮静でいえば，苦痛が強い，他に方法がない，死亡が直前に迫っている，といったことである。「人間的に」考えて，もし寿命が少し縮まったとしても，余命が数日と考えられる患者が，医療者が最大限の努力をしても十分に取ってあげられない苦痛を体験し続けているならば，そのまま死を迎えるまでただ待つよりは，鎮静によって意識が低下して（ひょっとすると生命予後が少し短くなったとしても），「眠って楽になる」という選択を行うことは倫理的であるとする。

つまり，鎮静を倫理的に妥当であるとする二重効果の原則の要件とは，苦痛緩和だけを意図して相応な理由がある時に（＝死亡直前の，他に緩和する方法がない強い苦痛に対して）鎮静薬を投与するならば，倫理的に妥当，となる。

　以上が，初期に行われた理論構築の（完全ではないだろうが，医師に理解できる程度の）おおまかな理論展開である。

## 二重効果の原則に対する反論：
## 意図は「言ったもの勝ち」感をぬぐえない

　二重効果の原則は，さらっとみるとそれなりに鎮静の実情を説明してくれるように思われる。しかし当初から理論上の「机上の空論」感が指摘されていたが，その後，実証研究が見られるようになると，さらに穴が大きく見えるようになってきた。

　理論上指摘されていたのは，大きくいえば次の3点である。

> **意図をめぐる二重効果の原則に対する反論**
> 「意図はあいまいであり，基準になりえない」
> - 両価的で矛盾する/複数の意図を同時に持つことがある
> - 予見（foresee）と意図とを明確に区別することはできない
> - 意図のみならず結果に責任を持つ必要がある

　まず，意図というものは両価的で矛盾する意図を同時に持つことがある。つまり，多くの医師は鎮静を行う時に，「苦痛を和らげよう」ということを第一に意図するであろうが，同時に，「命が少し縮まるほうがいいかもしれない（はっきりとは意図しているわけではないが，むしろ少し短くなることはこの患者さんにはかえっていいのかもしれない）」というあいまいな意図を持つことがありうる。医療行為における意図のあいまいさ，人間が行動する時のあいまいさは繰り返して指摘されている[6, 7]。

　ここで，医師の意図のあいまいさというか複雑さについて少し書いてみたい。筆者は，持続的深い鎮静を行う時には薬物は既定の投与プロトコールに従って（同じように標準化されたものを）使用する。鎮静を開始した後にやっと患者の苦痛が取れて，通常は数時間か数日以内に亡くなられることがほとんどである。しかし，中には，鎮静した後に全身状態が安定して，予想に反して，1日，2日…と数日間にわたって，時には1週間程度「がんばられる」場合がある。患者は意識がなく鎮痛薬も鎮静薬も投与されているので，苦痛はないと思われる。すやすやと眠っている状態である。例えば，肺に多数のがん転移が画像検査で確認されている患者で呼吸不全が

悪化している時，呼吸困難に対してモルヒネで効果がない場合にミダゾラムを投与すると，かえって全身の酸素消費が減るためか，酸素化がよくなり数日安定する。そんな時，家族が「よかった，安定してくれて…」と思って安堵してくれていれば，医師としてもよかった…と思う。一方，患者がずっと「すっきり逝きたい（長引きたくない）」と希望していたにもかかわらず，（苦痛は完全にないと考えられるとはいえ）「死ぬまでの時間が長引いている気がする」と家族が（おそらくは患者自身も？）考えている場合，正直にいえば，「少し死期が早まるほうが（この方には）よかったのではないか」と思うことがある。筆者は緩和医療を専門としているので，そのような気持ちを意識化できる。意図的に鎮静薬を増量することはもちろんないし，無意識のうちに増量するようなこともない。しかし，自分の気持ちを意識化する習慣のない医師であれば，ひょっとして，明確には意識せずに（通常よりは少し多めの）「確実に苦痛の緩和が得られる量」を投与することもあるかもしれない。この意図として，苦痛緩和の他に，「命が少し縮まるほうがいいかもしれないという意図」（はっきりとは意図しているわけではないが，むしろ少し短くなるくらいのほうがこの患者さんにはかえっていいのかもしれないという「願い」といってもよい）を持っていたかもしれない。これが意図なのか何なのかはおそらく医師にとっても明確ではない。

　意図とは本来あいまいなものであり，すべての行為に明確な1つだけの意図が存在するわけではないことを私たちは日常生活の至るところで知っている。この場合の例で出すのは不謹慎かもしれないが，恋愛のかけひきでわざと待ち合わせに少し遅れてみよう，という行為の「意図」を，人はそれほど明確に区分できるものではないだろう。

　こんなことを書くと，「いや，医師は患者の生命予後を短くしようと思って薬物を投与するなどもっての他だし，僕はそんなことをしていない」という反論がありそうだ。しかし，実証研究では，確かに，少なくない医師が持続的鎮静を行う時に，苦痛の緩和とともに「生命の短縮」も目的としていることが示されている（表1）[8, 9]。米国の最近の調査では，医師の約90％は完全な鎮静を行う時には意識の低下を意図すべきでないと回答した。オランダではしかし，鎮静を行った医師の約15％が生命の短縮をある程度意図したと回答した。この差はどこから来るのだろうか。意識的に訴訟や批判を避ける，無意識的に社会的に望ましい回答をする，「よくないこと」はしていないと思いたい気持ちが働く，など複雑なメカニズムがありそうである。医師の意図に関する現象は，平たくいえば，医師の言い方ひとつでどうにでもなるとも見える。

表1 ● 鎮静を行う医師の意図はまちまちである

|  | 米国　n＝1,156 | オランダ　n＝370 |
| --- | --- | --- |
| 苦痛緩和 | (100%)＊ | (100%)＊ |
| 意識の低下 | 12% | — |
| 生命の短縮 | — | 15% |

＊明記はされていない

　ごく少量の鎮静薬を投与する鎮静と，大量の鎮静薬を投与した直後に呼吸を停止させる薬剤を投与する安楽死の間に明確な「意図」の差があることは明らかである。「ミダゾラムを0.5 mg/時で投与を開始して，患者の苦痛が取れるまで1時間ごとに増量したら2 mg/時で意識が低下したが苦痛が取れた。そのまま数時間維持した」と，「ミダゾラム100 mg（10アンプル）を一気に静脈投与した」とは，誰がどう見ても明確な違いがある。しかし，現実にはその中間がある。日本において「生命を短縮する意図がある」と宣言することにはかなり勇気が必要であり，誰もが「それは違法ではないか」と知っている。オランダでは安楽死が合法化されているため，「生命を短縮する意図がある（う～ん…少しは）」と回答することはそれほどハードルが高くない。同じ薬剤を同じように投与しているだけであったとしても，片方の医師は，「命を短くしようと思っていました，少しは…」と回答し，もう一方の医師は「いや，そんなことは全く思っていない。ただ苦痛を十分に取ろうと思っていただけです」と回答できる。この意図のあいまいさを見ると，確かに意図は重要なのだけれど，意図だけではかえって議論がかみ合わない原因になっていると筆者は考える。

　「意図」のもう1つの弱点は，意識化された意図と，「意図はしていないんだけど，そうなるだろうなぁと予測したこと」（予見, foreseeと呼ばれる）との区別である。上記の例であれば，「苦痛を緩和しようというのがもちろん一番の意図です。でも，命を短くしようとも少しは思っていたのかもしれません…（生命の短縮が意図されている）」と，「苦痛を緩和しようというのがもちろん一番の意図です。命を短くしようとは全く思っていませんでした。でも，おそらくこの結果，命が短くなるのだろうなとは思っていました（生命の短縮は意図はされていないが，予見されている）」を区別できるのか，区別する意義はあるのか。この課題を「意図と予見の区別の問題（distinction between intent and foresee）」と呼び，二重効果の原則

以来の課題の1つである。

　これほどまでに「意図」（だけ）によって鎮静を説明しようとする解釈は，理論上も実証研究上もうまくいかない。しかし，法学的には，意図の概念をなくすことはできない。例えば，（復讐のために）「殺してやる」と用意周到に準備して誰にも見つからないような時間を選んでビルの屋上に誰かを呼び出して突き飛ばして殺人に及んだ場合は「殺人罪」であるが，たまたまその日はお互いに飲んでいるペースが速くて言い合いになって，普段ならちょっと言い合うくらいですむのに強く突き飛ばしたらたまたま階段から転げ落ちて硬膜外出血で死んでしまった，なら「過失致死罪」である。「殺す気があったのか」を検察は丹念におさえていくに違いないが，確かに，意図という概念を全くなくしてしまえば，他の法学上の決定との整合性を欠くことになりそうだ。

　意図に対する議論はずっと続いており，将来的にも「解決する」とは思えない。筆者の考えとして，鎮静にまつわる意図を「苦痛緩和だけを目的としている」とすることに問題が生じるのであるから，その逆，「明らかに生命の短縮が目的とされたと想定される」鎮静だけをクロとする，どちらかわからない時は意図による判断を保留する，というのが現状では適切だと思える。すなわち，余命が半年以上もありそうな食事を摂取している患者に対して，持続的深い鎮静を実施して2週間で患者が死亡した場合，通常の医師であれば「生命の短縮を意図していなかった」とはいうのは難しいと筆者は考える（それでも，「意図はしていなかった，予測はしていたけど」と医師は主張しうるが）。客観的に，生命の短縮が確実に意図されていると考えて差し支えない状態をクロとし，それ以外については意図の判断を保留することを提案したい。そうでないと，同じ行為を行いながら，医師の言い方ひとつでこれは意図しています，これは意図していません…の論争が永遠に繰り返されることになるからだ。

## 二重効果の原則に対する反論：
## 意識低下は好ましくない効果なのか？

　二重効果の原則の限界には，さらに，「好ましくない効果」とは何か？によって解釈が異なることが挙げられる（表2）。大雑把にいえば，鎮静の好ましくない効果として，意識の低下とするか，生命の短縮とするかの2つの立場がある[1-3]。

　前者の，意識の低下を好ましくない効果とする立場では，そもそも，「意識の低下を意図して鎮静をしてはいけない」のであって，鎮静は，「呼吸困

表2 ● 二重効果の原則の「好ましくない効果」に関する複数の立場

| 好ましくない効果 | 説明可能な行為 | 例 |
| --- | --- | --- |
| 意識低下 | 可 苦痛緩和にともなう二次的な意識低下 | 可 疼痛に対してモルヒネを増量したら，苦痛は緩和したが眠気が増えた |
| | 不可 意図的に意識を低下させる薬物の投与 | 不可 せん妄の患者に対して，意識を低下させることを意図して睡眠薬を投与した |
| 生命短縮 | 可 生命短縮があるかもしれないが，意図されていないと解釈される鎮静薬の投与 | 可 死亡が数時間以内に生じると考えられる全身状態が非常に悪化した患者が呼吸困難を訴え鎮静が行われる場合，鎮静薬の直接作用による呼吸抑制と死亡をもたらす可能性があるが，苦痛緩和を意図していることが了解できるように鎮静薬を少量ずつ緩徐に投与した |
| | 不可 生命短縮が確実に生じることを意図していると解釈される鎮静薬の投与 | 不可 鎮静を行わなかったならば数か月の生存が見込める患者に，水分・栄養の補給を行わずに持続的深い鎮静を行った |

難を和らげよう，せん妄を和らげよう」とする行為の連続の上に，やむなく意識が下がるのを許容せざるをえないものだと考える。しかし，これは「意識の低下を意図している」と公言する臨床家の見解と矛盾する上に，昨今の各国のガイドラインでは意識の低下を意図する鎮静薬の使用を鎮静と定義されているものが多いことにも相容れない。

しかしながら，イギリスの緩和治療専門医を含め，この立場はしばしば主張され，多くの臨床家にとって心地よいことであると感じる。つまり，ミダゾラムを投与する時に，「喜んで」投与する医師はいない。患者の苦痛が取れないためにやむなく意識の低下する薬物を投与しているのであって，「意識が下がるかもしれないけれど，それは目的としているのではなくて，苦痛を減らすことが目的だ」（意識が低下することは予見はできるが，意図はしていない）というほうが，「意図して意識を低下する」よりも耳ざわりがいい。しかし，鎮静における他の議論と同じように，医師の意図に多くを依存するために，結局は「言い方次第」にならざるをえない。同じミダゾラムを同じように投与している医師が，一方では意識の低下を意図しているといい，一方では意識の低下は意図していないと主張しうる。

後者の，生命の短縮を好ましくない効果とする立場は，二重効果の原則の主流であった。古典的には，「生命短縮があるかもしれないが，生命短縮を意図していない鎮静薬の投与」はOKであり，「生命予後を短くしようと意図している鎮静薬の投与」はNGであった。しかし，そもそも，呼吸不全や臓器不全によるせん妄など鎮静がよく行われる一般的な状況では，医学的に「**鎮静は生命予後を（少なくとも極端には）短縮しない**」ことが実証的に示されつつあり，「生命短縮があるかもしれないが意図されていない鎮静」という状況そのものが現実には（ほとんど）ない。

▼鎮静は生命予後を（少なくとも極端には）短縮しない
この結論までに積み重ねられてきた研究については，次のChapter（p.59〜）で述べる。

あるとするならば，極端な事例として「生命短縮が確実に生じることを予見している（または意図している）鎮静薬の投与」であり，数か月の生命予後のある患者に持続的深い鎮静を実施することである。しかしこれは極端な事例であり，極端な事例で標準的な事例の理論化をすることはしない。

このように，二重効果の原則については，好ましくない効果を何とみなすのかの点についても意見の一致をみることができないという点も問題である。

## 相応性原則が鎮静の根本原則である

相応性原則は，もともとは二重効果の原則の一部であって，それ単独で倫理原則として扱われることはない。しかし，鎮静の倫理的議論においては，意図を重視する倫理原則での説明が現実にそぐわないことが多いことから，昨今は相応性原則を鎮静の中核原則に据えようとする意見が増えているように筆者には感じられる[1-3, 10-12]。

二重効果の原則は，意図のあいまいさや意図と予見との区別の難しさから，鎮静の絶対的な倫理的根拠として求めることは難しい。意図そのものは重要であるので，苦痛緩和が鎮静の意図であることが，今後も鎮静の重要な倫理的観点であることは間違いない。しかし，意図（だけ）に重きを置いた場合には個々の実際の医療行為で倫理的判断を行うことが難しくなる。

患者の自己決定を柱とする自律性原則では，安楽死や自殺幇助を許容せずに，鎮静を許容することの整合性が説明できない。いずれも耐えがたい苦痛がある時に，患者の希望によって行われる行為であるからである。

このように考えると，相応性原則こそが鎮静の倫理的妥当性を与えるものである。鎮静において，生命予後の短縮の可能性は，患者の推定される余命によって決定づけられる（図1）。すなわち，患者の生命予後が長ければ長いほど，患者の余命を短縮する可能性や，医師が余命の短縮を意図・予見する可能性はそれぞれ高くなる。この関係は，はい/いいえの二値変数ではなく，量的かつ相対的なものである。

もう1つ図を示す（図2）。鎮静において相応性は，苦痛の治療抵抗性が確実であればあるほど（低酸素をともなう呼吸困難である，肝不全によるせん妄である），患者の苦痛緩和の意思が確実であればあるほど，患者の余命が短いことが確実であればあるほど（主観的予測ではなく，客観的指標も患者の余命が日の単位であることを示している），つまり，グラフの中央に行けば行くほど，相対的に，鎮静は許容される（と考えるものが多

図1● 鎮静における生命短縮の可能性

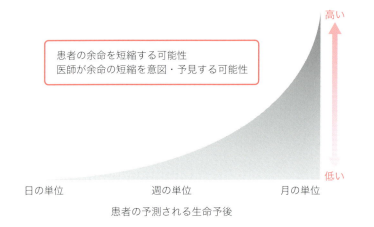

図2● 相応性原則の概念図
グラフの中央に行けば行くほど，相対的に，鎮静は許容される。

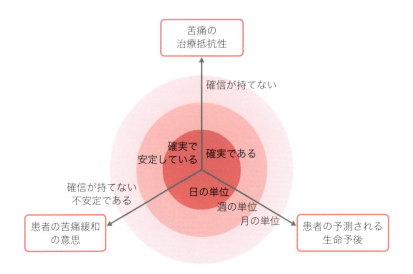

いだろう）。逆に，苦痛の治療抵抗性がいまひとつわからないほど（まだ有効な鎮痛の方法があるかもしれない，せん妄の原因が臓器不全ではないようだ），患者の苦痛緩和の意思が確実とは思えないほど（病気とずっと闘ってきた人だ，できることならもっとがんばりたいはずだ），患者の余命が短いとは言いきれないほど（客観指標が週〜月の単位であることを示している，肺炎や血栓症など回復可能な病態が合併している），つまり，グラフの外側に近づくほど，相対的に，鎮静は許容されがたい（と思うものが多いだろう）。

相応性原則を鎮静の倫理原則の中核に据える考えは，筆者には非常に有

用であるように見えるが，国際的な議論の中でそのコンセンサスはまだ確立しているとまではいえない。2016年に筆者が再び提案した後の経過を見ていきたい[12]。

## 相応性の原則から見た鎮静と安楽死の境界とグレーゾーン

相応性原則を用いて考えると，鎮静から安楽死にかけては連続したいくつかの概念を持ちうることが理解できる（表3）[12]。proportional palliative sedation（PPS）は患者の苦痛が取れるだけの最小限の鎮静薬を投与することによって得られ，患者の意識は苦痛の程度によって完全になくなるとはいえない。これを鎮静と呼ぶことも可能だが，少しずつ薬物を投与して，その結果，患者の意識が低下したところでやっと苦痛が取れて，それを維持すること自体は通常の医療行為だともいえる。palliative sedation to unconsciousness（PSU）は，患者の意識がなくなるだけの鎮静薬の投与によって得られ，患者は意識を失うが致死量ではない。もし患者の状態が臓器不全をともなっている「日の単位」の場合は，典型的な苦痛緩和のための鎮静の事例であり，生命予後を鎮静によって縮めることはない。苦痛緩和が得られ，患者は原疾患のために死亡する（鎮静のために死亡するのではおそらくない）。

さて，余命が週〜月の単位の患者に対する場合は少し意味が異なる。患者は無意識となり苦痛緩和が得られるが，おそらくは原疾患によるものではなく脱水による腎不全のためにしばらくしてから死亡する。これは現在

▼proportional palliative sedation（PPS）
持続的深い鎮静は，ゆっくりとした持続的深い鎮静（PPS）と急激な持続的深い鎮静（PSU）の2つのパターンに分けられる。Quill TEが概念的に提案した。p.40参照。

表3 ● 相応性原則から見直した鎮静と安楽死との区別

|  | 鎮静 | | | 安楽死 |
|---|---|---|---|---|
|  | proportional palliative sedation（PPS） | palliative sedation to unconsciousness（PSU） | |  |
|  |  | 余命が日の単位 | 余命が週〜月の単位 |  |
| 目的 | 患者の苦痛が取れるだけの最小限の意識低下による，苦痛緩和 | 患者を無意識にすることによる，苦痛緩和 | | 患者の生命を終わらせることによる，苦痛緩和 |
| 方法 | 患者の苦痛が取れるだけの最小限の鎮静薬の投与 | 患者の意識がなくなるだけの最小限の鎮静薬の投与（致死量ではない） | | 致死量の薬物の投与 |
| 期待される効果 | 最小限の意識低下で苦痛緩和が得られる | 苦痛緩和が得られ，患者は原疾患のために死亡 | 苦痛緩和が得られ，患者はしばらくしてから死亡 | 直後に死亡 |
| 倫理的位置づけ | 通常の医療行為 | 古典的な（妥当だと考える人の多い）鎮静 | 問題のありうる（グレーゾーンの）鎮静 | 違法。日本において妥当とは考えられていない |

の考えでは慎重に適応を検討するべき病態である。いわゆるグレーゾーンの鎮静であるが，これは「安楽死」ともやはり異なる。安楽死は，致死量の薬物を投与して患者が直後に死亡することであるからである。

このように見ると，鎮静と安楽死には，連続するグレーゾーンが（数は少ないに違いないが）存在する。

## 最近の意見の系統的レビュー

鎮静を倫理的に妥当とする倫理学上の意見の流れを見てきた。世の中は系統的レビュー全盛であり，「どのような倫理的原則によって，鎮静は倫理的に妥当と考えられてきたか？」についても系統的レビューが行われている。これを最後に紹介しよう[2]。

この研究では，1966年から2009年までの論文（多少古い）を検索し，鎮静の倫理的基盤に触れているものを分析した（図3）。鎮静のような賛否の分かれる領域では，医学論文においても，opinion pieces といって実証研究ではなくて，commentary が掲載されることがある。しかし，意見それだけでは，全体像としてどういう意見がどれだけの頻度であるのかがわからないため，系統的な分析が行われる。last resort（最後の手段）を理由として挙げていたものが最も多く，半数は二重効果を挙げていた。次いで，ほぼ同じ頻度で，生命の価値（sanctity of life，鎮静はいいが生命を短縮する安楽死はだめという文脈），相応性，自律性（患者の希望）が挙げられている。倫理学なので正解があるものではないが，それぞれの立場から鎮静をどのように妥当と考えるのかについて理解を深めてもらいたい。

図3 ● 鎮静が倫理的に許容される根拠：文献の系統的分析

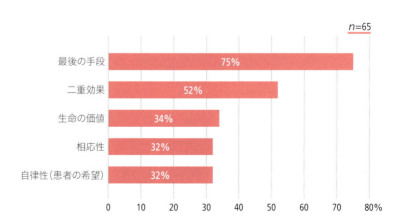

## Chapter3 のまとめ

　このChapterでは，鎮静を妥当とする倫理原則についての議論の経緯を振り返った。鎮静が許容されるならそれはどういう倫理原則に基づいているのか？　大きな流れは以下のようである。

　自律性原則からは，患者の意思が反映されていることが求められる。鎮静を実際に施行する時にすべての患者の意識が清明であるとは限らないことから，少なくとも患者の推定意思があることが求められる。次に，医師の意図は確かにあいまいであり，意図を客観的に評価できないという弱みがあるにもかかわらず，苦痛の緩和を意識された目的として鎮静が行われていること（死亡を目的として鎮静を行っていないこと）は，鎮静に妥当性を与えるものであり続ける。しかし，意図にあまりに重きを置くと，「苦痛の緩和を意図している」とさえいえばどのような状況でも鎮静を行っていいのかという問題が頻繁に生じる。したがって，苦痛の治療抵抗性，患者の苦痛緩和の意思，予測される生命予後から見た相応性がより中核的な倫理原則として考えられる。

　筆者の倫理に関する理解は上記のようなものである。国際的におおむね穏当だとは思うが，「意図」については異なる意見があり収束していない（し，収束すると思えない）ことを指摘しておく。

## 文献

1)
Papavasiliou EE, Payne S, Brearley S, et al., on behalf of EUROIMPACT: Current debates on end-of-life sedation: an international expert elicitation study. Support Care Cancer, 22(8): 2141-9, 2014.
各国の専門家の鎮静についての意見を集約した論文。一度に多彩な意見の要約を見ることができる。日本もヒアリング対象になっている。

2)
Rys S, Mortier F, Deliens L, et al.: Continuous sedation until death: moral justifications of physicians and nurses—a content analysis of opinion pieces. Med Health Care Philos, 16(3): 533-42, 2013.
鎮静と安楽死の違いの倫理的根拠とする原則について，専門家のインタビューから意見集約をしている。

3)
Rys S, Deschepper R, Mortier F, et al.: The moral difference or equivalence between continuous sedation until death and physician-assisted death: word games or war games?: a qualitative content analysis of opinion pieces in the indexed medical and nursing literature. J Bioeth Inq, 9(2): 171-83, 2012.
鎮静と安楽死の違いの倫理的根拠とする原則について，文献から意見集約をしている。

4)
Jansen LA, Sulmasy DP: Sedation, alimentation, hydration, and equivocation: careful conversation about care at the end of life. Ann Intern Med, 136(11): 845-9, 2002.

鎮静が問われ始めた頃の倫理的問題を考察した古典（1）。

**5）**
Quill TE, Lo B, Brock DW: Palliative options of last resort: a comparison of voluntarily stopping eating and drinking, terminal sedation, physician-assisted suicide, and voluntary active euthanasia. JAMA, 278(23): 2099-104, 1997.
鎮静が問われ始めた頃の倫理的問題を考察した古典（2）。

**6）**
Quill TE: The ambiguity of clinical intentions. N Engl J Med, 329(14): 1039-40, 1993.
意図のあいまいさについて述べた古典。鎮静の倫理的妥当性を論じる時，必ず引用される。

**7）**
Jansen LA: Disambiguating clinical intentions: the ethics of palliative sedation. J Med Philos, 35(1): 19-31, 2010.
あいまいであるとはいっても，意図は鎮静を妥当とするために重要である。

**8）**
Putman MS, Yoon JD, Rasinski KA, et al.: Intentional sedation to unconsciousness at the end of life: findings from a national physician survey. J Pain Symptom Manage, 46(3): 326-34, 2013.
米国の調査で医師の約90％は鎮静において完全な意識低下を直接には意図すべきでないと回答した。

**9）**
Swart SJ, Brinkkemper T, Rietjens JA, et al.: Physicians' and nurses' experiences with continuous palliative sedation in the Netherlands. Arch Intern Med, 170(14): 1271-4, 2010.
オランダの調査で医師の15％が鎮静において生命の短縮を意図していると回答した。

**10）**
ten Have H, Welie JV: Palliative sedation versus euthanasia: an ethical assessment. J Pain Symptom Manage, 47(1): 123-36, 2014.
鎮静の倫理原則についての包括的な総説で比較的新しいもの。

**11）**
Broeckaert B: Palliative sedation, physician-assisted suicide, and euthanasia: "same, same but different"? Am J Bioeth, 11(6): 62-4, 2011.
鎮静の倫理原則についてのBroeckaert Bの論説。

**12）**
Morita T, Imai K, Yokomichi N, et al.: Continuous deep sedation: a proposal for performing more rigorous empirical research. J Pain Symptom Manage, 53(1): 146-52, 2017.
相応性の原則を中核に置いた倫理原則を提案している。

# Chapter 4 鎮静を議論する上で知っておきたい基盤となる知識2：鎮静は死を早めるのか？

## 正しい統計学的方法の理解に基づかない議論の危険：鎮静の生命予後に与える影響を知るための研究方法の知識

　鎮静を受けると患者の生命は短縮するのだろうか——これを科学的に回答する方法について順を追って説明する。

　医学領域では，治療Aと治療Bを受けた時の結果の違いを比較するには，ランダム化試験という方法が行われる。ランダム化試験とは，その治療を受ける患者を「ランダムに」（無作為に：ABABという交互という意味ではなく，乱数表などを用いて，確実にランダムになるように）割り付けをしていく。

　ランダム化はどうして必要なのか？　それは，患者の背景を同じにできる，いまのところ唯一の方法だからである。ここはあらゆる医学的知見を正しく理解するためにとても重要である。例えば，鎮静を（結果的に）受けた患者の生命予後と，（結果的に）受けなかった患者の予後をただ比較しても，もともと鎮静を受けるような患者では年齢が若く（病気が進行しやすく），呼吸困難になる頻度が高い（生命に直結する呼吸不全を生じやすい）ならば，「もともと（鎮静を受けなくても）」生命予後が短いというだけの可能性が高い[1]。このように，曝露（鎮静を受けた/受けなかった）と，結果（生命予後が短くなった/ならない）の因果関係を推定するためには，曝露を受けた群と受けなかった群とで，結果に影響しそうな「他の」要因にばらつきがないようにしてから比較しなければならない（図1）。

　この説明でわかりやすい有名な話は，コーヒーと発がんの関係である。簡単に調べると，コーヒーをよく飲む人はがんになりやすい，つまり，コーヒーの摂取量と発がんの頻度には明らかな関係がある。しかし，コーヒーに発がん性があるとはいわない。それは，コーヒーを飲む人は，たばこやアルコールなど発がんに生物学的に関与していることが明らかな他のものをより多く摂取していることがわかっているからである。もし私たちがコーヒーの摂取量しか測定しなければ，コーヒーに発がん作用があるという誤った結論を下すことになるが，鎮静にかかわらず緩和医療の研究（の

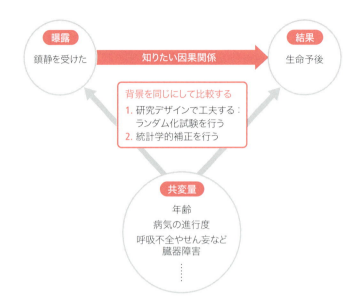

図1 ● 曝露と結果との因果関係

解釈）では，曝露と結果に影響する要因が十分にわかっていないために，同じレベルの因果関係をむりやり説明しようとするものが少なくない。データを見る側に注意が必要である。曝露と結果に影響する要因を共変量といったり調整変数といったりするが，いずれにしろ，患者の背景が同じでないと比較しても意味がないということである。

共変量（患者背景）をそろえるための方法はいくつかあり，研究デザインでそろえる方法がランダム化である。ランダム化をすると，理論上，未知のものでも既知のものでもどんな背景であったとしても，2つの群には同じ確率ですべての変数が均一に分散するはずである。このため，2群間の比較をする前提の背景を同じにそろえるための最も有効な方法であるといえる。しかし，鎮静による生命予後への影響を知るためのランダム化試験とは，「（鎮静を受けてもいいほどの）一定の苦しさになった患者」をまず対象として，片群には鎮静を，もう片群には鎮静以外の方法（おそらくはそれ以外の苦痛緩和手段で，いまできる最大のもの）を提供するということを，(患者や家族の同意を得て)ランダムに割り付けるということになる。しかし，これは倫理的にも実施可能性の点からも現実に行われるのは未来永劫にわたってなさそうである。

とすると，背景をそろえるという点ではランダム化にはおよばないながらも，既知の因子が同じになるように患者の背景を統計学的に補正する方法が，おそらくは未来にわたっても最も得られる「確実な」エビデンスといえそうである。鎮静にかかわらずどの研究領域でも，専門家の意見→（質

図2 ● 鎮静が予後に与える影響についての研究の歴史

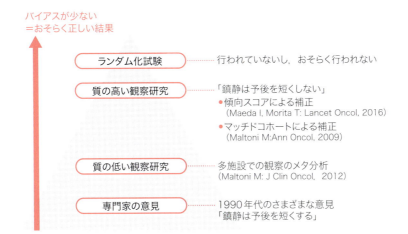

の低い)観察研究→(質の高い)観察研究→ランダム化試験と研究が進んでいくことが常であり，よりバイアスの少ない研究になるほど初期の結果が覆される(おそらく正しい結果になる)ことも少なくない。鎮静における研究の経緯を図2に示す。

## 初期の研究の結果「鎮静は生命予後を短くしない」：まだ確実性は低かった

　鎮静が議論になった初期には，「鎮静すると余命が短くなる」という前提のもとに議論がなされていた。その後，多くの，非常に多くの観察研究が世に出され，鎮静を受けた患者と鎮静を受けなかった患者とでは，(鎮静を受けてからの期間ではなく，緩和ケア病棟や在宅プログラムに入ってからの期間を生存期間と定義した場合に)，生存期間に差がなさそうだという研究が相次いだ。これらをまとめたものとして有名なのはイタリアのMaltoni Mの系統的レビューである[2]。鎮静を受けた患者と受けない患者との生命予後の差は(背景の比較など精密な統計学的方法は用いていないものの)差がなさそうだと結論した(表1)。日本の研究としては，国立療養所山陽病院時代の小原弘之らの研究[3]が適格基準に含められている(これ以外の研究が引用されていないのは，他の日本からの研究では鎮静を受けた患者の群のみが報告されているので，鎮静を受けていない患者との比較が行われていないためである)。

表1 ● 鎮静を受けた患者と受けなかった患者の生存期間の比較

|  | 鎮静あり | なし | p |
|---|---|---|---|
| Ventrafridda V, et al. (1990) | (25) | (23) | 0.57 |
| Stone P, et al. (1997) | 18.6 | 19.1 | ＞0.2 |
| Fainsinger RL, et al. (1998) | 9 (8) | 6 (4) | 0.09 |
| Chiu TY, et al. (2001) | 28.5 | 24.7 | 0.43 |
| Muller-Busch HC, et al. (2003) | 21.5 (15.5) | 21.1 (14.0) | NR |
| Sykes N, et al. (2003) | 14.3 (7.0) | 14.2 (7.0) | 0.23 |
| Kohara H, et al. (2005) | 28.9 | 39.5 | 0.10 |
| Vietta L, et al. (2005) | 36.5 | 17 | 0.1 |
| Rietjens JA, et al. (2008) | (8) | (7) | 0.12 |
| Mercadante S, et al. (2009) | 6.6 | 3.3 | 0.003 |
| Maltoni M, et al. (2009) | (12) | (9) | 0.33 |

平均値を示した。( )は中央値

## マッチドコホート研究の結果「鎮静は生命予後を短くしない」：確実性が少し高くなった

　2009年にMaltoni Mらはマッチドコホート研究を行った[4]。これは，鎮静を受けた患者をあらかじめ同定して，それと同じ背景を持つ患者を抽出して生命予後を比較する方法である。この研究では，対象となった518名（各群約250名）において，鎮静を受けた患者の生命予後は12日（95％信頼区間，10〜14），受けなかった患者の生命予後は9日（95％信頼区間，8〜10）で差がなかった（図3）。調整した変数は，年齢，性別，入院の理由，performance status（PS，最も強い予後の予測因子）である。予後を規定する要因は，これ以外にも，体重・食欲や，呼吸困難，意識障害など多くわかっているため，変数としてはあまり多くないものの，大きな予後予測変数であるperformance statusでの補正が可能であった。

　しかし，「鎮静」として，持続的深い鎮静だけではなく間欠的な鎮静を含めていろいろな鎮静方法をまとめて解析したことや，少数施設での解析であることがまだ限界であった。

図3 ● 鎮静が生命予後へ与える影響に関する質の高い観察研究：マッチドコホートによる効果推定

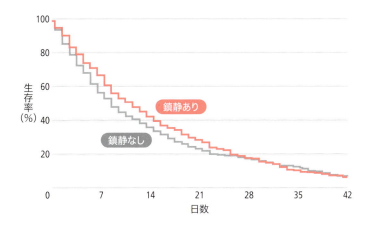

図4 ● 鎮静が生命予後へ与える影響に関する質の高い観察研究：傾向スコアマッチングによる効果推定

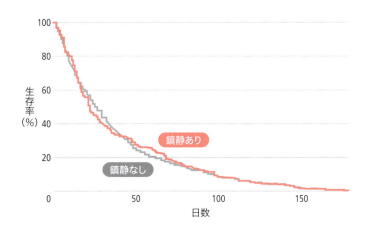

## 傾向スコアマッチングによる効果推定の結果
## 「鎮静は生命予後を短くしない」：さらに確実性が高くなった

　日本でも58の緩和ケア施設（緩和ケア病棟16施設，緩和ケアチーム19施設，在宅施設23施設）の患者1,827名を対象とした観察研究が行われた[5]。269名（15％）が持続的深い鎮静を受けていたが，鎮静を受けた患者の生命予後は22日（95％信頼区間，21～24），鎮静を受けなかった患者の生命予後は26日（95％信頼区間，24～27）で差がなかった（図4）。この研究では，輸液の有無による生命予後への影響も見ているが，輸液の有無も生命予後には影響していなかった。患者の背景として，年齢，性別，原疾患，performance statusの他に，意識障害，抗がん治療，呼吸困難や倦怠感などの症状，輸液量，治療場所も調整できた。

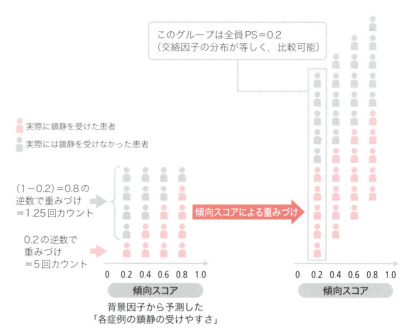

図5 ● 傾向スコアマッチングによる補正のイメージ

ロジスティック回帰分析を用いて，各症例の治療の受けやすさ（傾向スコア）を算出し，その逆数（治療を受けなかった患者は〔（1−傾向スコア）の逆数〕）で症例の重みづけを行う。すると，右図のように同じ傾向スコアを持つ（＝背景因子が平均的に等しいと考えられる）が，治療の有無が異なる仮想集団が形成される。この集団内のアウトカムの違いは，背景因子の影響を調整した後の治療の効果を表している。

〔森田達也，前田一石：落としてはいけないKey Article（第8回）死亡直前の持続的深い鎮静は生命予後に影響しない―傾向スコアを用いた解析．緩和ケア, 26(2): 147, 2016. より図を引用，一部改変〕

「傾向スコアマッチング」という言い方はわかりにくいかもしれないが，個々の患者が鎮静を受ける確率を計算して，それぞれの群で実際の患者の結果を等倍して患者の背景を同じにそろえることをいう（図5）[6]。この研究の場合では，背景要因から鎮静を受けやすい確率を計算することができて，受けやすさごとに背景を同じにした患者群を作って生命予後を比較することができる。ランダム化試験を実施しにくい緩和ケア領域において，さらに活用が見込まれる解析方法である。

## いまのところの結論と限界

これまでの研究を普通に読めば，少なくとも専門緩和ケア施設で行われている苦痛緩和のための鎮静で，（平均的には，代表的な状態の）患者の生命予後は（極端には）縮まっていないと結論することが科学的には正しそうだ。

Maltoni Mのマッチドコホート研究の結論では，「緩和治療としての鎮静

では患者の生命予後を短縮させないので，そもそも二重効果の原則は不要である（Palliative sedation therapy does not shorten life when used to relieve refractory symptoms and does not need the doctrine of double effect to justify its use from an ethical point of view）」と記載されている[4]。筆者らが行った多施設研究の結論では，「持続的な深い鎮静は生命予後を短縮させることはなさそうなので，鎮静は緩和ケアの重要な選択肢である（Continuous deep sedation does not seem to be associated with a measurable shortening of life in patients with advanced cancer cared for by specialised palliative care services, and could be considered a viable option for palliative care in this setting）」と結論した[5]。

　注意点がいくつかある。これらの研究は，すべて，緩和ケア専門施設で治療を受けている患者，死亡直前（とさまざまな臨床指標から判断される）患者，治療抵抗性の身体症状（ほとんどが呼吸困難とせん妄）に対して行われた鎮静の結果である。したがって，緩和ケア専門施設で治療を受けていない患者には当てはまるかどうかはわからない。例えば，施設に入所している認知症の患者に対して鎮静を行えば（もしそれまで食事がとれていたならば，研究結果をうんぬんするまでもなく），おそらく生命予後を短縮するだろう。全身状態のいい患者で不可逆的な悪液質や臓器障害のない患者にもかかわらず苦痛が強い患者，例えば，痛みはあるが臓器不全はまだない患者，身体的苦痛ではなく「生きている意味がない」といった精神的苦痛のある患者は，これらの研究でも少人数含まれているが，数が少ないためにこれらの患者だけに対する効果は測定することができない。これらの患者がもし苦痛はあっても食事をしているのであれば，持続的深い鎮静を行うことで生命予後を短縮することは（実証研究を行うまでもなく，高い確実性を持って）予想されることである。「持続的深い鎮静が実施されても生命予後を短縮しない」は，どのような患者に対して行ったのかの議論を抜きにして拡大解釈するべきではない。

　一方，現在実施されている鎮静が患者の生命予後を短縮している可能性は少ないことから，医師や看護師が鎮静の実施に過度に萎縮することもかえって患者の不利益になることも意識する必要がある。Ventafridda Vの後を継いでヨーロッパの緩和ケアを率いているCaraceni Aが筆者らの論文に「意見ではなく，もっとデータを！（Palliative sedation: more data and fewer opinions）」と題して寄せたeditorial commentを引用したい：「鎮静は（普通に実施すれば）生命予後が縮まらないことを実証研究が示しているのに，安楽死と同じだという議論を投げかけることで，結局，ひどい苦痛を抱えた患者が人生の最期に適切な緩和ケアを受けられずに苦痛を放っ

ておかれるリスクがあることに気がつかないの？（Questioning whether palliative sedation is indeed a form of euthanasia without considering that it can be administered without shortening life might jeopardize the rights of patients with severe symptoms from benefitting from appropriate palliative care at the end of their life)」[7]。まさに奥深いコメントだと思う。

> **Chapter4のまとめ**
>
> このChapterでは，そもそも鎮静すると生命予後は短くなるのか？に対して着々と進められてきた（いる）実証研究をまとめた。現在のところの確からしい結論は，がん患者の終末期に緩和ケア専門施設で行われた鎮静にはっきりとした生命短縮の可能性はなさそうである，というものである。とはいえ，ランダム化試験が行われない限り，確実な知見ではない。
>
> この課題は鎮静に関する他の課題とは異なり，純粋に医学的な研究課題である。現在も国内外の複数の研究チームが，さらに鎮静が生命予後におよぼす影響をより正確に推定しようとしている。筆者の予測としては，臓器不全のある患者に限っていえば，鎮静の生命予後短縮の可能性はないか，あったとしてもわずかである；臓器不全のない患者では患者の状態に応じて短縮の可能性はある，というものである。

**文献**

1)
van Deijck RH, Hasselaar JG, Verhagen SC, et al.: Determinants of the administration of continuous palliative sedation: a systematic review. J Palliat Med, 16(12): 1624-32, 2013.
鎮静を受ける対象と受けない対象との系統的な差が何かを系統的レビューで見ている。年齢が若いなどわかっていることもあるが，まだ知見が少ない。

2)
Maltoni M, Scarpi E, Rosati M, et al.: Palliative sedation in end-of-life care and survival: a systematic review. J Clin Oncol, 30(12): 1378-83, 2012.
鎮静を受けた患者と受けない患者の生命予後の日数の単純な比較をしている。

3)
Kohara H, Ueoka H, Takeyama H, et al.: Sedation for terminally ill patients with cancer with uncontrollable physical distress. J Palliat Med, 8(1): 20-5, 2005.
日本からの生命予後の比較をした初めての研究。差はなかった。

4)
Maltoni M, Pittureri C, Scarpi E, et al.: Palliative sedation therapy does not hasten death: results from a prospective multicenter study. Ann Oncol, 20(7): 1163-9, 2009.
マッチドコホート研究で，鎮静を受けた患者と受けない患者とで生命予後に差がなかったことを示した初めての研究。

5)
Maeda I, Morita T, Yamaguchi T, et al.: Effect of continuous deep sedation on survival in patients with advanced cancer (J-Proval): a propensity score-weighted analysis of a prospective cohort study. Lancet Oncol. 17(1): 115-22 2016.
傾向スコアマッチングを使った研究で，鎮静を受けた患者と受けない患者とで生命予後に差がなかったことを示した初めての研究。

6)
森田達也，前田一石：落としてはいけないKey Article（第8回）死亡直前の持続的深い鎮静は生命予後に影響しない─傾向スコアを用いた解析．緩和ケア，26（2）：146-51，2016.
文献5）の論文の解析方法について解説した。

7)
Caraceni A: Palliative sedation: more data and fewer opinions. Lancet Oncol, 17(1): 15-17, 2016.
文献5）の論文のeditorialとして，Ventafridda Vの後を継いだCaraceni Aが臨床家らしいコメントを寄せている。

## Chapter 5 鎮静を議論する上で知っておきたい基盤となる知識3：日本と世界の現状

　鎮静を議論する上で知っておくべき国内外の現状をまとめておきたい。日本国内の現状については，本来であれば国内で発表されたすべての学会発表の抄録（grey literatureと呼ばれる）を入手して質を評価した上で分析するべきであるが，頻度を計算した部分を除くと個々の研究にはあたらずに多施設研究の結果を引用することとした[1-6]。同様に，海外の知見については系統的レビューの結果を引用することとした[7-11]。医学領域では，コクランレビューというシステムがあり，医学上生じる多くの疑問に対して既存の最大のエビデンスを集積していこうという枠組みがある。鎮静も例外ではなく，コクランレビューの対象となっている[7]。

　筆者の印象では大局的な傾向としては間違っていないと思うが，細かい点では相違があるかもしれない。鎮静に関する実証研究は年々増加しており，本書の発行から数年経つといくらか違う知見がある可能性があることも了解いただきたい。ただ，全体的な大局観を得るための情報については大きく違っていないと思う。

### 対象症状：どのような苦痛に対して？

　鎮静の標的症状（つまりは，オピオイドや抗精神病薬や精神的ケアを十分に行ったとしても緩和しきれなかった症状）として「報告されている症状」は，せん妄，呼吸困難が主である（図1）。これは現状，国際的にほぼ一致した見解である。

　1点，鎮静の標的症状について国内外の認識の違いとして重要なのは，「倦怠感」の扱いである。日本では，「身の置き所のなさ」を倦怠感として鎮静の対象症状に含めることが多いが，国際的には，身の置き所のなさはせん妄に含めることが多いため，倦怠感が鎮静の対象症状のリストに並ぶことはまれである。

　もう1点，精神的苦痛については，昨今，鎮静の（併存する）対象症状として増加傾向にあるが，精神的苦痛単独のものは依然として少ない。そ

もそも精神的苦痛はどのように評価するかが定まっていないので，％自体にはあまり大きな意味がない（過大評価，過小評価がある）。

　痛みについて言及したい。がんの終末期というと「痛みが取りきれないから，痛みに対して鎮静が行われるのでは？」という一般的な見解はそのまま当てはまるものではない。疼痛そのものが鎮静の適応となるのは，鎮静全体から見れば国内外において15％程度である。鎮静を必要とする患者を30％とした場合には，総患者の5％程度（0.3×0.15）ということになる。これは古典的に「WHO方式がん疼痛治療法によって80〜90％の疼痛が緩和できる」といわれていることとそれほど違わない。「全患者の5％で疼痛の緩和のための鎮静が必要であった」といわれると少ないように思われるが，「20人に1人が疼痛の緩和のための鎮静が必要であった」といわれるとかなり多い印象になる。同じように，「WHO方式で80〜90％の鎮痛ができる」についても，（国内ではあまり紹介されないが）実はこの根拠は

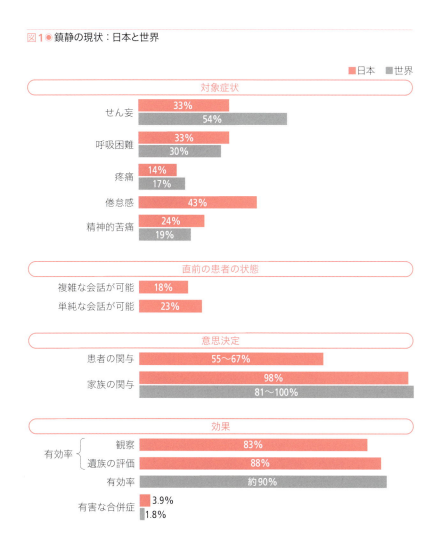

図1● 鎮静の現状：日本と世界

非常に乏しいといわれているわけだが[12]，「5〜10人に1人で痛みが十分に取れない」といわれると自分は大丈夫なのかという気はしてくる。主観的に多いと見るか少ないと見るかは別として，鎮静の直接の対象となると痛みは少ない。このことから「鎮静の対象となるのは痛みの緩和が不十分だからではない」としばしばいわれてきた。これは本当だろうか？

疑問を投げかける研究がある。この研究は鎮静を受けた患者の「その前」に使用していたオピオイドの量を調べたというシンプルなものだが，鎮静を受けた患者ではオピオイドの投与量が増加していた（図2）[13]。つまり，「いきなりせん妄になって鎮静を受けた」のではなく，「痛みがあってそれに応じてオピオイドを増量した結果，確かに痛みはなくなったけれど，せん妄になってそれで鎮静したのでは？」という問題を提起している。臨床医として，「痛みが取りきれずに鎮静した」という現象は，なんとなく責められるような，自分が十分な緩和治療ができていないような感覚を持つものである。そのため，もし「意図的に鎮静を避けるのならば」，痛みのある患者にはまずオピオイドを増量して鎮痛（しようと）し，痛みの訴えではなくせん妄になってから（というのは言葉がおかしいかもしれないが，痛みを緩和できた後に生じる精神症状に対して）鎮静を行うというほうが免罪符的な気持ちにはなるのかもしれない。しかしながら，患者にとっては，取りきれない痛みがあるのであれば，鎮静薬で意識が低下しようと，オピオイドで意識が低下しようと同じことであり，「痛み→オピオイド増量→せん妄→鎮静」という現象を，「せん妄に対する鎮静」と表現し続ける限り，本質的に「痛みが取りきれなかったこと」をなくすための研究から目をそむけてしまう可能性がある。一定数で存在すると考えられる難治性

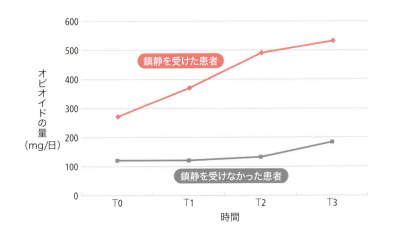

図2●鎮静を受ける前のオピオイドの投与量
　　　鎮静を受けた患者では，その直前にオピオイドの投与量が増加している。

疼痛に対する治療の結果，(鎮痛の方法はどうであったとしても，結果的には)意識を維持することと痛みを取ることのバランスがうまくとれなかった患者の経過を直視して，彼らに対する有効な緩和治療を開発する必要がある。

### 投与直前の患者の状態：話せるのか？ 食べられるのか？

　鎮静について，その場に立ち会ったことのない人に説明すると，「意識がしっかりしている人が，突然，睡眠薬で眠っていく」という姿を想像することが多い。実際にはどうなのだろうか。

　日本の研究では，Communication Capacity Scale（CCS）という患者がどれくらいコミュニケーションをとることができるのかを定量する尺度を使用したものがある。鎮静の行われる「前」の状態で「複雑な内容をしっかりと話せた」人が18％であり，「水が飲みたい」などの短文で簡単な意思疎通のできた人が23％である[1]。つまるところ，半数以上の患者は鎮静が実際に行われる直前の状況で，複雑な会話をすることは難しくなっているといえる（難しくなり始めている，といってもいい）。

　もう1点，これは諸外国でも話題になるのだが，「鎮静を開始するまではよく食事のとれていた患者が，鎮静したら水も食べ物もとれなくなるから餓死するのではないか」との懸念がある。これについて詳細な研究はあまりない。しかし，少し想像するとわかると思われるが，「苦痛が取りきれていない」にもかかわらず，もりもり食事をとっている人はほとんどいない。すなわち，鎮静する前から水分や栄養の摂取はできていないことが想定される。実際のデータでは，鎮静直前に数割以上の経口摂取が可能であったのは約10％であり，約90％の患者では経口摂取は数口とれるかとれないかであった（図3）。その半数は輸液を受けていたが，残る半数はそもそも腹水・胸水が強かったり身体にむくみがあったり，あるいは，患者の希望で輸液を実施していなかった。鎮静後に輸液を中止した患者は23名いたが，そのうちのほとんど（20名）はすでに腹水・胸水が強い状態で，輸液治療そのものに医学的な適応がなかった。

　つまりは，がん医療で生じる鎮静の場合には，鎮静したせいで食事がとれなくなるという事態は通常は起きず，患者に腹水や胸水などの体液過剰症状があるために輸液をすることそのものの医学的な適応がないと考えられる。このことをしっかりイメージしておかないと，「もりもりご飯を食べていた人が突然，意識がなくなって死んでしまう」ことを想定することとなり，現実と話がかみ合わない。鎮静後の輸液量の影響はもう少し細か

い検討が必要ではあるが，対照群を持った研究でも（輸液を続けた患者群と中止した患者群とで見ても），生命予後に差がないことが予備的な知見だが示されている[6]。

### 意思決定：患者と家族はどの程度意思決定に関わっているか？

鎮静が患者や家族に与える影響は限りなく大きいため，十分な意思決定の配慮が必要であることには，みなが同意することだろう。実態として示されていることをまず2つ，端的に示す。実際に鎮静を受けた患者の約半数が意思決定に明確に関与している。また，家族はほとんどが関与している（図1）。

患者が意思決定に関われればそれに越したことがないと思われるが，患者が関わる頻度は50％前後である。これはどうしてだろうか。単純化してまとめると，「鎮静を希望するかどうかを確認する機会がないままに意識障害・せん妄となった」，「もともと認知症・脳転移で意思決定能力がなかった」場合，「最後にどのように過ごしたいかを確認したほうがいい，患者の意向を聞いておいたほうがいい，と周囲は思いつつも，患者自身が話をするタイミングを先延ばしにしてきた」場合がある[14, 15]。

それでは，鎮静を受けるかどうかについて，患者の意向にかかわらず全員に「意識があるうちに」確認したほうがいいのだろうか。この疑問は研究上も臨床上もなかなか難しい。「意向調査」は，近年は実際のその時の患

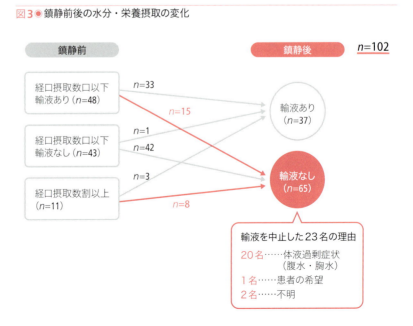

図3 ● 鎮静前後の水分・栄養摂取の変化

者の意思決定とは異なるのであまり意味がないとは考えられているが，この実態を裏づける調査を紹介する（図4）[16]。「苦痛のある患者さん」に調査をすることが難しいので，一般の人に鎮静という行為の説明をして，その説明をどのように聞きたいかを質問した。がん患者と一般人とでは違うのでは？という考えもあるが，すでに体験した抗がん治療などについては実体験があるために回答が異なる可能性があるが，まだ体験していないことについては平均的に見れば回答にあまり大きな差がない。

結果は，意識が低下することや話をする最後の機会になるかもしれないことはほとんど（といっても約85％）の人が聞きたいと回答したが，その時期を問うと，「病状を受け入れていなくても，あらかじめ説明してほしい」と「病状を受け止められるようになってから，なるべく早く説明してほしい」に意見が分かれた。ここが難しい。臨床の実感としても当てはまるも

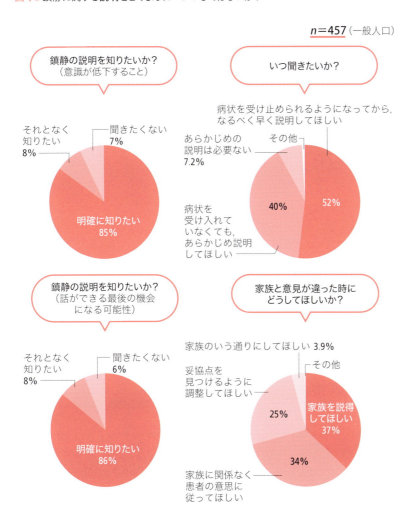

図4 ● 鎮静に関する説明をどのように・いつしてほしいか？

のである．10％くらいの人はそもそもあまりよくないことを聞きたくないという一貫した価値観を持っている（どうでもいい話だが筆者の両親もそうで，母は悪い話を最後まで全く聞かずに「明るく」旅立っていった）．みながみな「心の準備」やら「最後に感謝の気持ち」を伝えたいと思っているわけではないだろう．しかしながら8〜9割の人はやはり自分で聞いておきたいと思っている．しかしそのタイミングとなると，「絶対自分で聞いておきたい！ なるべく早く聞いておきたい！」と思う人と，「ついつい先延ばし」にする人も少なくない．先延ばしにしたい人に向かって，「鎮静の可能性」を説明することは医師にしてみれば容易ではあるが，それが患者の希望を失わせることになったり，あるいは，そもそも仮定の話としていま考えたくない人に意向を聞いたとして，それが本当にその時になったことを十分に考えた結果の意向ともいえない．

　家族の意見が異なった時の対応も悩ましいものである（図4）．家族が意思決定に関わる濃さというか頻度というかは非常に高い．患者自身に最初に伝えることがだんだん通常になってきたとはいえ，余命や死亡直前の話になると家族にはするが患者にはしないという場合は，まだまだ日本では「通常」である．鎮静においては，患者と家族の意思が異なった時にどうするか？という課題がある．一般人口調査で「家族と意見が異なった時にどうしてほしいか？」を聞くと，家族に関係なく自分の意思に従ってほしいとの回答が3割あるものの，家族を説得してほしい，または，妥協点を見つけるように調整してほしいとの意見も半数以上である．ここが「家族も満足する意思決定を求める」日本人らしさであると思われる．

## 効果と合併症：効くのか？ 安全なのか？

　鎮静の効果については，国内外とも最初に選択した薬剤でほぼ90％の効果が得られている[1,7,9]．つまりは，強い苦痛があっても鎮静後には意識が低下して，少なくとも眠れるようになったということを意味する（図1）．日本における家族の評価では，鎮静後に「苦痛がほとんど・全くなくなった」患者は60％，時に苦痛があったくらいに緩和された患者が28％であって，合計88％が苦痛緩和を得たと評価した．8.1％はしばしば苦痛があった，3.2％はずっと苦痛があったと述べ，約10％は鎮静にもかかわらず苦痛が緩和されなかった[3]．

　合併症については，この状況では何をもってして合併症と定義するのかがあいまいで，定義自体が難しいが，国内の多施設研究では鎮静薬の影響を否定できない死亡が3.9％に[1]，セントクリストファーズホスピスの報

告では，鎮静によると臨床的に考えられる生命予後の短縮が2名（1.8％）に生じたとされている[17]。医師が鎮静薬の影響が否定できない呼吸・循環抑制を合併症と定義しているため，慎重な医師が「そうかも」と思えば頻度が高くなり，「いやぁ，全身状態のせいでしょう」と考えれば頻度が低くなる。比較試験ではこのような合併症の頻度は，対照群（薬物を投与していない群）を置いて，薬のためであるか否かは問わず集計し，対照群に比べて多いか少ないかで判断する。例えば，全身状態の悪い患者であれば，2週間，3週間，4週間と観察期間をあければあけるほど「死亡」が増えるのは自明である。鎮静薬のために死亡したかもしれない1.8～3.9％の頻度を高いと見るか低いと見るかは解釈の問題であるが，筆者は，呼吸困難やせん妄といったそれ自体が生命の危機である病態であることから考えて許容できる頻度ではないかと考える。臨床では，「確実に寿命が縮まるというものではありません，ただ人によって（この薬じゃなかったとしても，例えば，普段使用している睡眠薬やボルタレン座薬でも），いまは全身状態が悪いので呼吸や循環が悪くなってそのままになる可能性は少しあります」というような説明をする。医学的にもおそらく間違っていない。

　薬剤はミダゾラムが国際的に使用される。もっとも，ミダゾラムが他の薬剤と比較して有効だとか安全だという比較試験はまだない。国際的なガイドラインでは，鎮静にモルヒネを使用しないことがよい緩和ケアの質の指標とされている。オランダの鎮静のガイドラインの普及前はモルヒネで「鎮静」を行っていた一般医が多かったが，ガイドライン普及後にはミダゾラムをはじめとするベンゾジアゼピン系薬剤の使用率が上がった（表1）[18]。モルヒネを鎮静で使用すると（鎮静目的で使用すると），かえって神経毒性のためにせん妄や身の置き所のなさが増えるためである。

表1 ● オランダで鎮静に使用される薬剤：ガイドライン普及前後の比較

| | ガイドライン前 | ガイドライン後 | $p$ |
|---|---|---|---|
| ミダゾラム | 52% | 79% | <0.001 |
| 何らかのベンゾジアゼピン系薬剤 | 70% | 90% | |
| モルヒネ | 75% | 63% | 0.008 |

### 鎮静後の家族の思いは？

　鎮静を受けた後の家族の思いはどうなのだろうか。日本の多施設研究では，おおよそ80％の家族が満足（16％がどちらでもない，不満足は5％くらい）とされている（図5）[3]。国際的にもこの数値はあまり変わらず，おおまかにいって多くの家族は鎮静を受けたこと自体には満足している[10]。遺族のアウトカムとしてよく用いられる死別後の抑うつについても，鎮静を受けた患者の遺族とそうでない患者の遺族では抑うつに差がない（表2）[19]。「お別れが言えた」，「亡くなる時，そばにいられた」家族も，鎮静を受けた患者ではむしろ鎮静を受けなかった患者よりもやや多い。もちろん，これらは平均値であって，抗がん剤が平均的に有効だ，手術がおおむね安全で有効だといえても，全員がそうとは限らない。鎮静そのものか，または鎮静に至る経過の中で非常に苦しい気持ちを家族が持った場合があるが，平均すれば必ずしも否定的な体験ではない。

　家族の体験を細かく見ていくと，当然ではあるが，「話ができなくなることがつらかった」，「病状の変化に気持ちがついていかなかった」，「自分にまだできることがあると思った」，「寿命が短くなったと思った」，といった懸念を同時に持っていることがわかる（図6）。

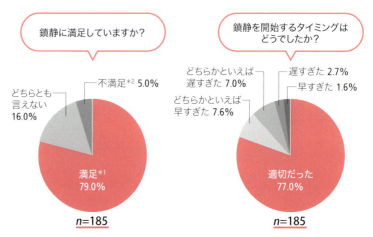

図5 ● 鎮静に対する家族の全般的な評価：日本

*1「満足」には「完全に満足」，「とても満足」，「やや満足」を含む。
*2「不満足」には「とても不満足」，「やや不満足」を含む。

表2● 鎮静を受けた患者の遺族の評価

|  | 鎮静あり n＝151 | 鎮静なし n＝90 | p |
|---|---|---|---|
| お別れが言えた | 65% | 53% | 0.20 |
| 亡くなる時,そばにいられた | 60% | 56% | 0.47 |
| 死の質（quality of dying, 10点満点） | 8（6〜8） | 8（6〜8） | 0.27 |
| 遺族のうつ（25点満点） | 12 | 11 | 0.37 |

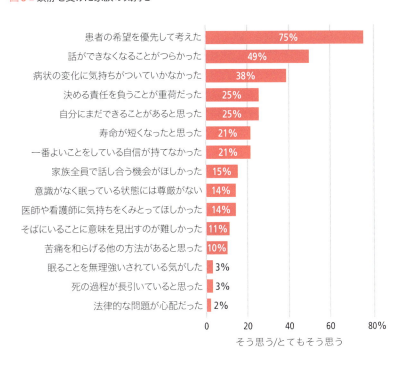

図6● 鎮静を受けた家族の気持ち

## 頻度：
## 減っているのか増えているのか，それとも定義の問題だけなのか？

　鎮静，特に持続的鎮静の頻度についてはその研究や報告の発表年を確認して議論しないと，「いつの話をしているの？」となりかねない。特に1990年代は国際的にも鎮静の概念がはっきりしておらず，同じ医療行為がある報告では鎮静にカウントされ，ある報告では「それは鎮静ではない」と区分された可能性が高い。筆者を含め鎮静に関する研究をした経験のあるものは，鎮静の頻度そのものは報告によって何を鎮静とするかによって相当

の違いを生じるため，頻度そのものを高いか低いかで論じることにはあまり意味がないことが実感としてわかる。WHO方式がん疼痛治療法を発信したVentafridda V自身が最初に報告した「鎮静」の頻度は52%であり，日本人がしばしば優れた緩和ケアの施設としてあげるセントクリストファーズホスピスの「鎮静」の頻度は48%である（彼らは「鎮静」とは呼ばないだろうが）[17, 20]。

それでも，我が国の鎮静の頻度に関して多少のまとめをしておくことは有意義だろう。上記の多施設研究に加えて，本書の執筆時点で出版されている日本の鎮静に関する単施設の研究を対象とした[21-24]。今でいうところの持続的深い鎮静の頻度を並べてみると明らかな傾向がある。すなわち，我が国での鎮静に関する最初の報告である淀川キリスト教病院ホスピスからの衝撃の68%から始まり，その後10%台に低下していくことがわかる（図7）。

これを「鎮静を必要とする苦痛が減った証拠」と考えることもできるが，単に，「何を鎮静と呼ぶか」を見ているだけの可能性も高い。1990年代は，使用する薬剤が何であれ患者の意識が（意図するしないにかかわらず，結果として）うとうとした様子になるものをすべて鎮静と呼んでいた傾向がある。その後，持続的深い鎮静の概念が明確化されると，「呼吸困難に対してモルヒネを増量して，苦しいのは取れて少し眠くなった」は鎮静ではなくなった。「せん妄がおさまらないので抗精神病薬を使用して，それでも効果がないから少しずつミダゾラムを投与して，落ち着かない感じはな

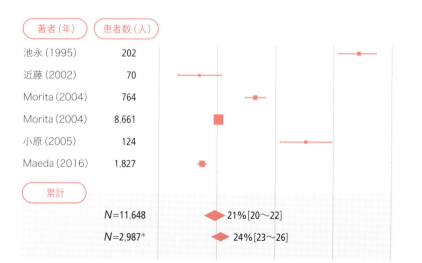

図7●日本の持続的鎮静の頻度の経年推移

*8,661名を対象としたMorita（2004）の結果を除外した数（この研究のみ母数が突出して大きいため）

くなってうとうとするようになった」は鎮静と呼ぶ人もいるかもしれないし，それは症状緩和で鎮静ではないという人もいるかもしれない。「痛くて苦しくてどうしようもないから，ミダゾラムを完全に患者さんが眠って起きなくなるまで投与して，死亡まで維持した」は（おそらく誰もが今日では）持続的深い鎮静と呼ぶ。このように，この20年間に鎮静をめぐる概念は相当に変化しており，同じ現象を鎮静と呼ばなくなっただけとも考えられる。「頻度の議論」をするのはあまり意味がない。

## 日本に特徴的にみられる現象：
## 緩和ケア先進施設ほど鎮静の施行率が高い（高かった？）

　日本国内の鎮静を考える上で知っておいたほうがいいことが1つある。一般的には，鎮静は緩和ケアの技術が不足しているために頻度が高くなることが想定されているが，それは少なくとも日本には当てはまらない。というのも，緩和ケア先進施設とみなされている施設における鎮静の施行率が高い傾向にある（あった）からである。全国の施設ごとの鎮静施行率を調査して背景を比較した研究では，鎮静率が高い研究ほど，専従医師が多く，開設からの年数があり，専門看護師も，宗教家の配置もあつかった（図8）[4]。これは「意外な結果」であるが，逆にいえば，鎮静の施行率を単に緩和ケアの技術のみで説明しようとする議論では，本質的な深まりが見られないことを意味する。

　このような現象のきっかけは，淀川キリスト教病院ホスピスでの鎮静の

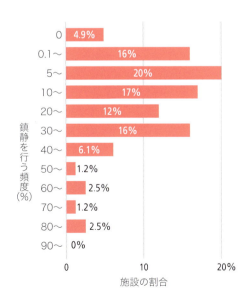

図8●日本の緩和ケア病棟の鎮静施行率と，施行率に影響する要因

実施率が非常に高かったことである。当時最も早い報告では約70%の患者にフェノバルビツールによる鎮静を実施したと報告され，専門家の中でも衝撃を呼んだ[21]。その後も表に裏に「眠らせているだけ」のような批判を生んでいたが，それだけでは議論が深まらないので筆者なりの見解を述べたい。これは研究という形をとってはいないが，今井堅吾医師（聖隷三方原病院ホスピス科）が我が国の伝統的ホスピス2か所（淀川キリスト教病院ホスピス：鎮静率が高い，聖隷三方原病院ホスピス：鎮静率が比較的低い）での経験をもとに筆者と討議したものを，筆者が解釈して論考した結果である（表3）。

まず，鎮静を行うかどうかは，医学的適応のみではなく，患者や家族の希望によって，「どこまで苦痛を和らげたいか」に左右されるということである。もちろん，すべての現象は人間同士の相互作用で起きるので，患者側の要因だけではない。しかし当時の淀川キリスト教病院ホスピスには，

**表3● 日本の2つの代表的ホスピスを経験した医師の見た鎮静**

| | 聖隷三方原病院ホスピス | 淀川キリスト教病院ホスピス（2005年頃） |
|---|---|---|
| **患者背景** | | |
| ●地域性 | 田舎<br>疾患の偏りが少ない地域の患者層を反映 | 都会<br>難治症状/困難事例が集中 |
| ●平均入院日数 | 28日 | 18日 |
| ●平均年齢 | 70歳代 | 60歳代 |
| **使用薬剤** | | |
| ●ステロイド | 使用割合低い（鎮静施行時に15%）<br>経過中に減量・中止が多い | 使用割合高い（80%以上）<br>死亡まで継続が多い |
| ●ミダゾラム | 耐性少ない（不眠に対する睡眠薬はフルニトラゼパムを使用） | 耐性強い（不眠に対する睡眠薬として使用） |
| **診療体制** | | |
| ●鎮静を検討する主な職種 | 主治医 | 看護チーム |
| ●意識/コミュニケーションの重要性 | コミュニケーションが保てる可能性を尊重 | 正常な死の過程であり意識レベル低下はやむをえないと認識 |
| ●苦痛を自然経過で見た場合の認識 | 苦痛が緩和して過ごせる場合がある | 苦痛が悪化する場合がある |
| ●いったん苦痛が軽減した時の認識 | このまま苦痛なく過ごせるかもしれないと考える | また苦痛が強まるかもしれないと考える |
| ●患者が苦痛を表現できない場合の評価の方法 | 家族が苦痛をどう見ているかが大切 | 医療者として苦痛を見逃さない（鎮静のタイミングを逃さない）ことが大切 |
| ●治療抵抗性と判断するまでの期間 | 鎮静以外の他の緩和治療を提案して試行する傾向がある | 効果がないかもしれない方法を試すより，無効な可能性を考え，より早い時期に治療抵抗性と判断する傾向がある |

(他にホスピスがなかったこともあり),「最期はとにかく苦しくなく迎えたい」という患者・家族が自ら希望して受診していた。そのような患者や家族にとっては,最期の数日間に多少の苦痛があってもそこに耐える意味を見出すよりも,「確実に苦痛をなくしてほしい」という明確な希望があった。受け入れる医師・看護師側にも,「せっかく来てくれたのだから,最期の数日に苦しむことはなくしてあげたい」という気持ちがあった。

　もう1つは,技術的なことであるが,鎮静率の高い施設では,ミダゾラムを「不眠に対する睡眠薬」として使用していたことがいくらかあるかもしれない。日本ではロラゼパムの注射薬がないため,内服困難な患者が入院中に不眠がある時に使用できる薬剤は,ミダゾラムとフルニトラゼパムにほぼ限られる。この両者はメリットとデメリットがあり,ミダゾラムは短時間しか効果がないためにきれがよく,すっと就眠できて朝比較的すっきりと起きることができる。その代わり,2週間以上連用すると耐性が生じて投与量を増量しても効果がなくなる[25]。フルニトラゼパムは逆に長時間作用するので,比較的長期に使っても耐性ができないが,蓄積でやや薬が残る感じになったり,呼吸抑制が生じたりする(余談だが,日本以外の国で使用されていない薬剤である。米国はじめ複数の国では所有しているだけで犯罪になるので,ロヒプノール®を睡眠薬として使用している人は注意してほしい)。

　さて,1990年代当時の緩和ケアを専門にしていた施設では,入院患者の不眠に対してミダゾラムの点滴を用い始めた。そうすると,よく眠れて,朝もすっきり起きられる患者が多かった。しばらくはそれでいい。しかし,さらに病気が進行して,いまでいうところの鎮静が必要になると,その頃にはミダゾラムには耐性ができてミダゾラムでは鎮静を得ることができない。そこで,国際的にはめったに使用されないフェノバルビツールを使用していた。フェノバルビツールは作用時間の非常に長い薬剤で,効果出現には用量を設定してから数日のタイムラグがある。したがって鎮静初期は少しうとうとした感じとなり,その後から深い鎮静になる。

　しかも当時「フェノバルビツールによる浅い鎮静」と呼ばれる使用方法を好んで使用する施設も多かった。フェノバルビツールを投与する初期に数日濃度が上がるまでの間,ちょうど浅い鎮静(うとうとして苦しそうでなくなる)状態になるので,好んで使用されていた時期がある。

　このような事情があって我が国では,緩和ケア先進施設ほど鎮静率が高く,しかも,ミダゾラムではなくフェノバルビツールが用いられるという現象が続いていた。しかし,緩和ケアの学術的基盤の構築が進み,全国どこででもおおむね同じような治療が行われるようになってくる過程で,高

い鎮静率は徐々に低下し，鎮静に使用される薬剤も「国際基準」のミダゾラムに変わっている傾向がある。

### 日本に特徴的にみられる現象：在宅では鎮静は不要という見解？

我が国でしばしば議論されることとして，「在宅では鎮静するほどの苦痛はない」という点についても少しここで論じておきたい。場所による何かの違いを明らかにするためには，本書の中で何回か述べているように，**対象患者の背景は同じなのかどうか**をよく吟味する必要がある。「在宅で鎮静が少ない」ことに関して，参考となるデータは，まずは以下のようなものである。

まず，病院で死亡する患者と在宅で死亡する患者とでは，平均年齢に差がある(ことが多い)。例えば，筆者らが緩和ケアチーム，緩和ケア病棟，在宅の3環境で行ったコホート研究では，(抗がん治療を受けていない患者の)平均年齢は，順に，68歳，71歳，74歳であった[6]。抗がん治療を受けている患者の平均年齢は63歳で，多くが緩和ケアチームの患者であるため，緩和ケアチームの患者の平均年齢は全体ではさらに引き下がる。

そして，これは鎮静に限らずわかっていることとして，年齢が高くなると必要なオピオイド量が減少する(図9)[26, 27]。例えば，イギリスのデータでは，50代ではオピオイドを投与されているがん患者は60％になるが，80代になると急速に少なくなり30％台まで低下する[26]。

当然ながら，在宅で最期を迎えられている患者は，何らかの選択の結果自宅に帰れている患者である。推測されるのは，もともと身体的苦痛が少なく精神的にも比較的落ち着いている患者である，と考えるのはそれなりに合理的だと筆者は思う。実際に，地域全体の在宅患者が増加すると，増加後には在宅で身体的苦痛が強かった患者が増加した[28]。これは，それまでは自宅に帰っていなかった患者が自宅に帰るようになったからだと考えられる。

以上から考えると，想定としては，現在，在宅で最期を迎えられているがん患者は比較的高齢でもともと苦痛の少ない患者が多い，だから，鎮静そのものが必要となる苦痛が出現する機会が少ないと筆者は考える。鎮静の実施を決定する要因についての系統的レビューでも年齢を鎮静の要因として同定しており，同様の考察をしている[29]。事実，国際的には「在宅でどのように鎮静を行うか」(鎮静が必要か，ではなく)に対する系統的レビューがあり，「適応は限られるが，鎮静は自宅でも実施可能で，患者のケアを向上させるための重要な方法になる (Palliative sedation at home

---

▼対象患者の背景は同じなのかどうか

患者の背景が同じでないと，AとBの因果関係は比較できない。しかし緩和ケア領域では，対象患者の背景をそろえたランダム化比較試験は倫理的に実施しにくいため，統計学的にデータを補正する必要がある。鎮静が予後に与える影響のところ(p.62)で詳しく説明した。

seems to be a feasible treatment option among selected patients and makes a potentially important contribution to improving care)」と結論している[30]。日本の在宅環境でのみ，世界とは違って「鎮静が必要ない」とは筆者には（在宅医療を10年していた経験も踏まえて）信じがたい。

国内においては，今後仮に50代，60代の患者が在宅で終末期を迎えることが多くなってきた場合に，在宅での鎮静が増える（必要であるという議論が生じる）かを見ていく必要がある。

## 精神的苦痛に対する鎮静

精神的苦痛は患者の生命予後とは並行しないことから，鎮静では特別に研究されてきた。これまでの主な研究で，精神的な苦痛のためだけに持続的深い鎮静を受けた患者の頻度は1%前後である[4, 5, 11]（表4）。多いと見るか少ないと見るかはその人次第だが，少なくとも，ものすごく多い割合

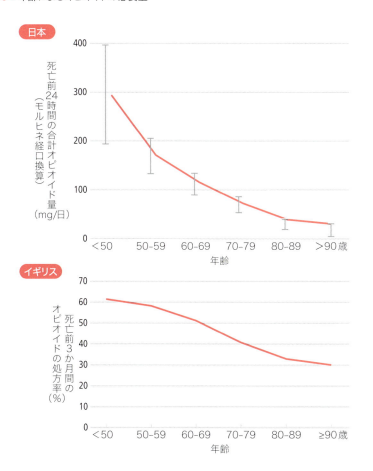

図9● 年齢によるオピオイドの必要量

の人が精神的苦痛のため(だけ)に鎮静を受けているわけではないといえる。

では,どんな患者が鎮静を受けているのだろうか,日本の少し前の研究から拾っておきたい。患者の約80％は70歳未満で若年者が多く,意思決定能力があり,身体的にはperformance statusが3以上(身のまわりのことに介助が必要なもの)がほとんど(96％)であった(表5)[5]。苦痛の内容としては,意味のなさ・価値のなさ,自分で自分のことができない,死の

表4● 精神的な苦痛に対する鎮静の頻度

| | 施設・文献数 | 患者母数 | 頻度 |
|---|---|---|---|
| 系統的レビュー | | | |
| ● Cowan JD | 27 | 18/342 | 5.3% |
| ● 日本緩和医療学会ガイドライン | 27 | 14/1,074 | 1.3% |
| 医師を対象とした調査 | 81 | 90/8,661 | 1.0% |

表5● 日本で精神的苦痛のために鎮静を受けた終末期がん患者の背景

$n=46$

| 年齢 | |
|---|---|
| ＜50歳 | 17% |
| 50〜69歳 | 61% |
| 70歳〜 | 22% |

| 性別 | |
|---|---|
| 男性 | 48% |
| 女性 | 52% |

| PS (performance status) | |
|---|---|
| 2 | 4% |
| 3 | 26% |
| 4 | 70% |

| 抑うつ | |
|---|---|
| あり | 57% |
| なし | 26% |
| 不明 | 17% |

| 意思決定能力 | |
|---|---|
| あり | 80% |
| なし | 9% |
| 不明 | 11% |

| 精神的苦痛の内容(複数回答) | |
|---|---|
| 意味のなさ・価値のなさ | 61% |
| 負担・依存・自分のことができないこと | 48% |
| 死の不安・恐怖・パニック | 33% |
| 自分で死の時をコントロールしたい | 24% |
| 寂しさ・サポートのなさ | 22% |
| 経済的負担 | 8.7% |

不安（これは不安発作，パニック発作として表現されることが多い），自分で死の時をコントロールしたいという思い（英語圏ではloss of controlとかloss of autonomyといわれることもある）など英語圏での自殺幇助や安楽死の理由とみなされているものと共通していた。日本人だけが特段変わった精神的状態にあるわけではなく，自分で自分のことができなくなった時に感じる精神的な苦痛というのは万国共通であるようだ。

　持続的深い鎮静が行われる前に施行されていた治療を見てみたい（図10)[5]。間欠的鎮静，抗うつ薬の投与が約90％に行われており，精神科医・臨床心理士・宗教家など精神保健専門家も約60％に関わっていた（緩和ケア病棟で行われた調査なので，これらの専門家が施設内にいない施設があるため100％にならなかったと考えられる）。意思決定過程では，患者の意思は明確で反復する意思表示が確認されており，家族の同意も得られた。複数の医師による合意が得られたのは約半数にとどまったが，これは各施設に複数の医師のいる体制がなかったからかもしれない。精神的苦痛に対する鎮静を鎮静の中でどう位置づけるかは容易ではない。ここでは事実を端的に提示しておく。

## 鎮静についての専門家の意見

　最後に，鎮静についての意見の系統的な分析を紹介したい[31]。これは，国際的にもいろいろな意見のある領域であることを踏まえ，「鎮静についての専門家」の意見を系統的に分析しようとしたものである。鎮静に関する研究の原著が3つ以上ある，100回以上の引用がされているなどの基準を満たした世界の「鎮静の研究者」（といっても鎮静のことだけを研究して

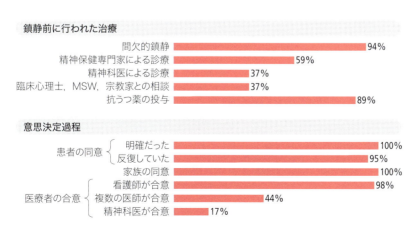

図10　日本で精神的苦痛のために鎮静を受けた終末期がん患者の鎮静前に行われた治療と意思決定過程

表6 ● 鎮静についての世界の専門家のさまざまな意見：インタビューによる系統的分析

*n*=22

| | 意見 | 人数 |
|---|---|---|
| 用語 | 緩和的鎮静に賛成 | 13 |
| | 反対 | 8 |
| 分類 | 意識による分類がよい | 12 |
| 苦痛についての見解 | 苦痛はトータルなものである | 15 |
| | 苦痛は主観的なものである | 7 |
| 精神的苦痛に対する鎮静 | 緩和できないのであれば含めることに賛成 | 8 |
| | 身体的苦痛が合併したならば行ってもよい | 1 |
| | 行うことに反対 | 4 |
| 輸液 | 自動的に輸液を止めることに反対 | 5 |
| 意図 | 鎮静と安楽死の区別になる | 16 |
| | 主観的で区別にならない | 3 |
| | あいまいで区別にならない | 2 |

いるという人はあまりいない）33名を同定し，最終的に22名からインタビューを行った。参加者の内訳は米国5名，ベルギー5名，オランダ・ドイツ・イタリア各2名，その他（イギリス，日本など）の各1名であり，日本からは筆者が参加した（と思う）。結果を表6に示す。

palliative sedationという表現についてはおおむね賛成であったが，反対意見もあった。引用されている意見では，「最初に終末期鎮静（terminal sedation）という言葉を使用していたが，否定的なニュアンスで受け取られたのでいまは持続的深い鎮静（continuous deep sedation）という表現をしていて，これは客観的に現象だけを表しているのでいいのではないか」とある。苦痛の主観性（患者のみが判断できること），全人性（身体と精神を明確に区別できないこと）にも多くの識者が言及した。精神的苦痛に対する鎮静は「例外的には」という立場で賛成するものが多かったが，反対の者もいた。輸液を自動的に中止することに反対する意見や，意図はあいまいで主観的なので安楽死との絶対的な区別になりにくいとの意見もあった。

鎮静についての論文を探そうとすると，「あれこれと著者の意見を書いたものがわんさか」見つかる。何から手をつけていいかわからなくなるが，この論文は代表的な意見をまとめてくれているので，世界中の識者が一堂に会したならばおそらくこういう討議になるだろうというイメージを与えてくれる。これから鎮静の研究を始める読者にはおすすめである。

> **Chapter5 のまとめ**
>
> この Chapter では，鎮静について知っておきたい研究の概要をまとめた．特に，国内での鎮静の経緯がわかるように筆者の意見も述べた．詳細については，原著をあたるなどしてほしい．

## 文献

1) Morita T, Chinone Y, Ikenaga M, et al.: Japan Pain, Palliative Medicine, Rehabilitation, and Psycho-Oncology Study Group: Efficacy and safety of palliative sedation therapy: a multicenter, prospective, observational study conducted on specialized palliative care units in Japan. J Pain Symptom Manage, 30(4): 320-8, 2005.
国内の多施設研究：効果と安全性をまとめている．

2) Morita T, Chinone Y, Ikenaga M, et al.: Japan Pain, Palliative Medicine, Rehabilitation, and Psycho-Oncology Study Group: Ethical validity of palliative sedation therapy: a multicenter, prospective, observational study conducted on specialized palliative care units in Japan. J Pain Symptom Manage, 30(4): 308-19, 2005
国内の多施設研究：輸液の中止や医師の確認などの倫理面をまとめている．

3) Morita T, Ikenaga M, Adachi I, et al.: Japan Pain, Rehabilitation, Palliative Medicine, and Psycho-Oncology Study Group: Family experience with palliative sedation therapy for terminally ill cancer patients. J Pain Symptom Manage, 28(6): 557-65 2004.
国内の多施設研究：実際に鎮静を受けた遺族の声をまとめている．

4) Morita T: Differences in physician-reported practice in palliative sedation therapy. Support Care Cancer, 12(8): 584-92, 2004.
国内の多施設調査：施設による実施率の違いとその理由を調べた—多少古い．

5) Morita T: Palliative sedation to relieve psycho-existential suffering of terminally ill cancer patients. J Pain Symptom Manage, 28(5): 445-50, 2004.
国内の多施設研究：精神的苦痛に対する鎮静にしぼってまとめた．

6) Maeda I, Morita T, Yamaguchi T, et al.: Effect of continuous deep sedation on survival in patients with advanced cancer (J-Proval): a propensity score-weighted analysis of a prospective cohort study. Lancet Oncol. 17(1): 115-22, 2016.
国内の多施設研究：鎮静が余命に与える影響の研究だが，在宅をフィールドにした初めての鎮静についての多施設研究でもある．

7) Beller EM, van Driel ML, McGregor L, et al.: Palliative pharmacological sedation for terminally ill adults. Cochrane Database Syst Rev. 2015 Jan 2;1:CD010206.
鎮静に関するコクランレビュー．鎮静は「コクランレビューの対象となっている」医学治療であるという点に注目．

8) Maltoni M, Scarpi E, Rosati M, et al.: Palliative sedation in end-of-life care and survival: a systematic review. J Clin Oncol, 30(12): 1378-83, 2012.

国際的な系統的レビューの1つ：J Clin Oncolという腫瘍学のトップジャーナルの1つに掲載されている。大ざっぱに数値をまとめている。

9)
Claessens P, Menten J, Schotsmans P, et al.: Palliative sedation: a review of the research literature. J Pain Symptom Manage, 36(3): 310-33, 2008.
国際的な系統的レビューの1つ：比較的細部をまとめている。

10)
Bruinsma SM, Rietjens JA, Seymour JE, et al.: The experiences of relatives with the practice of palliative sedation: a systematic review. J Pain Symptom Manage, 44(3): 431-45, 2012.
国際的な系統的レビュー：家族の体験にしぼっている。

11)
Cowan JD, Walsh D: Terminal sedation in palliative medicine—definition and review of the literature. Support Care Cancer, 9(6): 403-407, 2001
国際的な系統的レビュー：初期のもの。

12)
Jadad AR, Browman GP: The WHO analgesic ladder for cancer pain management. Stepping up the quality of its evaluation. JAMA, 274(23): 1870-3, 1995.
WHO方式がん疼痛治療法のエビデンスの弱さを指摘した1995年のレビュー。

13)
Oosten AW, Oldenmenger WH, van Zuylen C, et al.: Higher doses of opioids in patients who need palliative sedation prior to death: cause or consequence? Eur J Cancer, 47(15): 2341-6, 2011.
せん妄で鎮静を受けた患者は，実は疼痛や呼吸困難がオピオイドでは緩和できなかったのではないかと指摘した。

14)
Chater S, Viola R, Paterson J, et al.: Sedation for intractable distress in the dying—a survey of experts. Palliat Med, 12: 255-269, 1998.
鎮静の意思決定過程。ヨーロッパの初期の研究。

15)
Morita T, Tsunoda J, Inoue S, et al: The decision-making process in sedation for symptom control in Japan. Palliat Med, 13(3): 262-264, 1999.
鎮静の意思決定過程。日本の初期の研究。

16)
Morita T, Hirai K, Okazaki Y: Preferences for palliative sedation therapy in the Japanese general population. J Palliat Med, 5(3): 375-85, 2002.
日本の一般の人が鎮静についてどのような希望を持っているかを調査した研究。

17)
Sykes N, Thorns A: Sedative use in the last week of life and the implications for end-of-life decision making. Arch Intern Med, 163(3): 341-4, 2003.
あまり知られていないがセントクリストファーズホスピスの鎮静に関する報告。初期の研究。

18)
Hasselaar JG, Verhagen SC, Wolff AP, et al.: Changed patterns in Dutch palliative sedation practices after the introduction of a national guideline. Arch Intern Med, 169(5): 430-7, 2009.
鎮静のガイドライン前はモルヒネで「鎮静」が行われていたが，ミダゾラムになったことを報告。

19)
Bruinsma SM, van der Heide A, van der Lee ML, et al.: No negative impact of palliative sedation on relatives' experience of the dying phase and their wellbeing after the patient's death: an observational study. PLoS One, 11(2), 2016.
鎮静を受けた患者の遺族と受けなかった患者の遺族で悲嘆に差がない。

20)
Ventafridda V, Ripamonti C, De Conno F, et al.: Symptom prevalence and control during cancer patients' last days of life. J Palliat Care, 6(3): 7-11, 1990.
鎮静に関する最初の実証研究といわれる古典。

21)
池永昌之，恒籐暁，前野宏，他：死亡直前における末期癌患者の耐え難い苦痛にいかに対処するか？―鎮静の必要性―．死の臨床，18：48-53，1995．
国内の鎮静に関する初めての研究。衝撃の頻度であった。

22)
Morita T, Inoue S, Chihara S: Sedation for symptom control in Japan: the importance of intermittent use and communication with family members. J Pain Symptom Manage, 12(1): 32-8, 1996.
文献21）後の研究で間欠的鎮静を主体にすると，それほど頻度が高くないとの指摘。

23)
近藤ゆかり，中神百合子：終末期セデーションの現状と薬剤投与法について．緩和医療学，4（4）：62-8，2002．
国際的にも鎮静について議論され始めた後の国内の研究。

24)
Kohara H, Ueoka H, Takeyama H, et al.: Sedation for terminally ill patients with cancer with uncontrollable physical distress. J Palliat Med, 8(1): 20-5, 2005.
国際的にも鎮静について議論され始めた後の国内の研究。これは対照群があるためコクランレビューにも引用されている。

25)
Matsuo N, Morita T: Efficacy, safety, and cost effectiveness of intravenous midazolam and flunitrazepam for primary insomnia in terminally ill patients with cancer: a retrospective multicenter audit study.
J Palliat Med, 10(5): 1054-62, 2007.
ミダゾラムとフルニトラゼパムの比較の研究。フルニトラゼパムは外国では使用されていないため，ほとんど研究がない。

26)
高橋理智，森田達也，服部政治，他：日本のがん疼痛とオピオイド量の真実（2）世界各国と日本のオピオイド消費量に関する研究―日本のがん患者に使用されているオピオイドは本当に少ないのか？ 緩和ケア，26（6）：445-51，2016．
データベースを用いて，高齢者ではオピオイドの使用量が少ないことを検証。

27)
Higginson IJ, Gao W: Opioid prescribing for cancer pain during the last 3 months of life: associated factors and 9-year trends in a nationwide United Kingdom cohort study. J Clin Oncol, 30(35): 4373-9, 2012.
イギリスのデータベース研究。高齢者ではオピオイドの使用率が低くなる。

28)
宮下光令：Ⅱ-4-(1)-E．遺族からみた緩和ケアの質評価・quality of life・満足度・介護負担・自宅療養期間の変化，OPTIM Report 2012　エビデンスと提言―緩和ケア普及のための地域プロジェクト報告書．2013．
http://gankanwa.umin.jp/report.html
「付図19　死亡場所別の quality of life の変化（1）」（p.194）を参照。地域介入によっ

て地域全体の自宅死亡患者が増えると，地域の在宅患者のうち苦痛があったとする患者の頻度が増加した。

29）
van Deijick RH, Hasselaar JG, Verhagen SC, et al.: Determinants of the administration of continuous palliative sedation: a systematic review. J pallait Med, 16(12): 1624-32, 2013.
鎮静の施行率に影響する要因の系統的レビュー。

30）
Mercadante S, Porzio G, Valle A, et al.: Home Care Italy Group: Palliative sedation in patients with advanced cancer followed at home: a systematic review. J Pain Symptom Manage, 41(4): 754-60, 2011.
「在宅での鎮静」についての系統的レビュー。

31）
Papavasiliou EE, Payne S, Brearley S, on behalf of EUROIMPACT.: Current debates on end-of-life sedation: an international expert elicitation study. Support Care Cancer, 22(8): 2141-9, 2014.
世界の鎮静の第一人者（というのか研究者）の意見の相違を集約するための研究。

# Chapter 6

## 鎮静を議論する上で知っておきたい基盤となる知識4：
## 現象学の考え方
### そもそも真実はあるのか？

### 現象学の基本的な考え：
### 「客観的事実」は観察者の意識がどこに向いているかで変わる

　このChapterはちょっとコラムのように読んでいただきたい。筆者が現象学の基本的な考え方を教えてもらったのは15年ほど前になる。具体的な例から。その時筆者は終末期のせん妄に対するケアとしてどのようなものがいいのかという研究課題を抱えており，医師・看護師と患者との関係が患者のアウトカムに影響しうるといった知見を見出した[1]。それをある文系（哲学系）の先生と討論していた時であるが，このように言われた。

　「患者にある現象がどう見えるかは，その（現象を見る）人がどういうふうに患者の前に現れるかによっている，もう少しわかりやすく言えば，お医者さんや看護師さんが患者さんのせん妄をどう見ているかによって，実際にせん妄の人に生じることやお話しされることも変わると思いますよ」。

　せん妄を「よくないものだ，早く抑えなければ」という意図を持って患者をみる医師や看護師には，せん妄は異常体験としてとらえられ，患者には「異常体験を抑えようと来た人」として認知される。せん妄を「終末期にはこういうことはあるけど，夢を見ているような正常の死の過程だから，そのままでいい（患者がそれで苦しんでいるのでなければ）」という意図を持って患者に向き合おうとする医師や看護師は，患者から見れば，同じ体験を共有できる同伴者としてとらえられる。前者では，患者が医療者に語ることそのものが「病的な体験」として語られるようになるのに対して，後者では患者は「正常な現象」として語られるようになる。そして前者では，医師や看護師は病的体験に注意をして聴くようになり，患者も注意を向けられた病的な体験を話すようになる。後者では，医師や看護師が正常な体験（「お迎え体験」ともいわれる[2]）に注意をして聴くようになれば，患者は「お母さんが昨日迎えに来てさ」のように正常な体験として「幻覚」を話すようになる[3]。

　つまりは，「客観的事実」として私たちが認識し（ようとし）ている（終末期の）ほとんどの現象は，患者と観察者（医師・看護師）との間で何を共有

しているか，どのような点に観察の意識を向けて（「志向して」）見るかに大きく依存している（図1）。

　正しい現象学の理解はこんなものではないだろうが，大ざっぱにいえば，「患者がこういってる・ああいっている」という事実の中に医療者の影響が多く含まれるということである。ここを理解することは，患者の苦痛の評価が議論の中心である鎮静においては非常に重要なことである。

　鎮静以外でこのような例をいくつか共有しておこう。

　ある腫瘍内科医がこのようなことを言っていた。「ホスピスに僕がお願いした患者さんにお見舞いに行くと，必ず，『先生，新しい抗がん剤はできましたか。私が使える抗がん剤はありますか。私はまだ治療を受けたいんです』と聞かれるんです。患者さんはずっと希望を持っているんです」。これは正しい。その一方で，同じ患者が回診に来たホスピス医に，「今日は痛みがだいぶ少なくなって，ここに来てよかったです。身体が楽になりました。抗がん治療は大変でした」と答えるのも，やはり事実である。患者にとって，腫瘍内科医は「抗がん治療をする人」として現れて（認識されて）おり，ホスピス医は「苦痛の緩和を主にする人」として現れて（認識されて）いる。その関係性・志向性の中で，「現象」が起きていく。

　筆者はホスピス・在宅時代には主治医として働いていたが，この10年は緩和ケアチームの医師として働いている。緩和ケアチームの医師は立ち位置があいまいなのか，いろいろな呼ばれ方をする。看護師がまだ専従で

図1 ●「客観的事実」は，観察者が何に意識を向けるかによって異なる

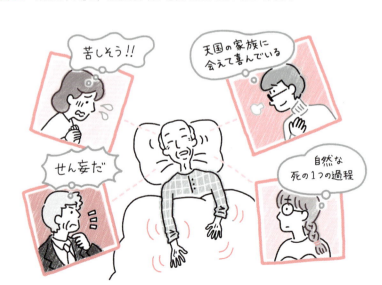

はなく，患者・家族の精神的サポートも意識して筆者が行っていた時代は，「ケアの先生」と呼ばれることが多かった。最近は，看護師が専従になったので「ケア」の部分は緩和ケアチームの看護師が担うようになり，患者・家族から全体的なことを聞かれることが少なくなった。そうすると，主な役割が投薬なので「お薬の先生」とか「痛み止めの先生」と呼ばれるようになった。役割が重複しないように緩和ケア医は「症状緩和の医学的な部分をする医師（簡単にいえば薬を出す医者）」に役割を限定しているからであり，そのように患者の前に「立ち現れる」からであろう。

## 「耐えがたい苦痛」に及ぼす医師・看護師の態度

鎮静の対象症状が，治療抵抗性（refractory）で耐えがたい（intolerable）苦痛である，という一般論には異論を持つ人はいない。しかし，「耐えがたい」をどう定義するのかは容易ではない。

原則は，患者に確認して，「いまの苦しいのは本当に耐えがたいですか？」「いまの苦痛はもう眠ってしまいたいほど耐えがたいですか？」，「もう眠ってもいいくらい耐えがたいですか？」…いろいろな聞き方があるかもしれないが，どのように聞いても観察者（医師・看護師）が何に意識を向けて聞いているかの影響はまぬがれえない。

筆者の個人的な経験では，同じように「身の置き所をなく」している人に対して，ある医師（看護師）は「そう苦しくなさそうだ」と表現し，ある医師（看護師）は「とても苦しそう」ということはまれではない。

「亡くなる前に苦痛があってはいけない」という理念を持っている人であれば，（耐えがたいというほどには受け取らずに見過ごす人がいるかもしれない，患者も耐えがたいとまでは積極的には思っていないかもしれない）苦痛により焦点が当たり，「いま苦しくないですか」と聞くようになる。患者は（たいていの場合は意識混濁もあるので明確な判断は難しいだろうし），焦点を当てられた苦痛に対して「確かにある，耐えがたいかと聞かれれば耐えがたい」と返事をする—この現象は想像できる。つまりは，耐えがたい苦痛に対して過大評価する方向になりうる。

逆に，「亡くなる前に苦痛があるのは（ある程度なら）普通である（から，意図的に意識を下げなくてもしばらくすれば自然に意識が下がるのでそのほうがいい）」という信念を持っている人であれば，患者にとっては「耐えがたい」（こんなはずではなかった，意識がしっかりしていればもっと何とかしてほしいとちゃんと伝えようと思う）苦痛に対して，わざわざ医師のほうから，「もう眠ってもいいくらい耐えがたいですか？」とは声をかけ

ない。「それほどは苦しくないですね」と言ったり、「お子さんがいらしていてよかったですね」のように身体的苦痛以外のことにより関心が向くように何か尋ねるかもしれない。したがって、「耐えがたい苦痛」に対して過小評価する方向になりうる。

もう少し現象学的な表現をしてみると、「亡くなる前の苦痛をほぼなくしてあげたい」と願う医療者は、患者にとっては「訴えれば苦痛を完全に取ってくれる人」として現れて、(意識を失うということとの引き換えになったとしても)、苦痛の表現を多く用いるようにな(りう)る。「亡くなる前に(一過性の)苦痛があるのは自然経過の一部であって、意図的に意識を下げないほうがいい」と考えている医療者は、患者にとっては、「苦痛のことはこれくらいでよしとする人」として現れるので、苦痛の訴えそのものを(よほどの場合でなければ)しなくな(りう)る。

各地の実践家の話を聞いて考える限り、理論上、これらの現象は起きていそうである。実証研究は、もし行うとすると**エスノグラフィー**のような方法になるのではないかと思うが、国際的にもまだない。

▼エスノグラフィー
調査対象となる人々と同じフィールドに入り、調査・記録する研究法。既知の枠組みから離れ調査対象となる環境に身を置くことで、現象をまるごと理解することを目的とする。「医師・看護師の目の向け方によって患者そのものの評価が変わる(逆もある)」といった、相互作用により揺らぐ現象を読み解くには、助けになる方法かもしれない。

## 意識はともかく「苦痛を定量する方法」がない

苦痛を判断するのは患者自身しか行えない。現在の科学において、「意識の程度」は脳波を使用した測定機器である程度測定することができるが、「苦痛」を測定する方法は臨床応用されていない。したがって、患者自身に聞くことが標準的な方法であり、しかも、患者に聞く場合には現象学の立場からは、患者を観察する医師や看護師が何に目を向けるかによって、患者そのものの評価も異なってしまう。

これはあまり取り上げられないが、鎮静の議論をいまひとつかみ合わないものにする大きな要因の1つだと筆者は考える。だからどうしたらいいのか、についてはこの後のChapterで検討し、ここでは課題を指摘するにとどめる。

**Chapter6 のまとめ**

このChapterでは，患者が「もう耐えられないほどつらい」という現象にひそむ，私たちの側の意識の向け方の影響を指摘した。「亡くなる前には苦しいことはすべて取ってあげたい」と考えている医師・看護師は，患者にとっては「苦しさを訴えれば何かしてくれる人」となって認識されるので，患者の苦痛の表出は多くなる。医師・看護師が，「眠っても苦痛を和らげることを選択肢とする」か，「亡くなる前に一定の苦痛があるのは当然である」と考えるかによって，患者自身が医師・看護師に表現する内容そのものが変わるだろう。

## 文献

1) Morita T, Akechi T, Ikenaga M, et al.: Terminal delirium: recommendations from bereaved families' experiences. J Pain Symptom Manage, 34: 579-89, 2007.
せん妄を体験した家族の体験や，その体験から医師・看護師に求めることを明らかにした。「せん妄の時には（つじつまが合わなくても）患者に合わせてほしい」と家族は考えていた。

2) 諸岡了介：終末期ケアと〈お迎え〉体験．緩和ケア．24（2）：108-111，2014．
せん妄を「お迎え体験」としてとらえる人文系の研究の総説。

3) Morita T, Naito AS, Aoyama M, et al.: Nationwide Japanese survey about deathbed visions: "My deceased mother took me to heaven". J Pain Symptom Manage, 52: 646-54, 2016.
せん妄を「お迎え現象」として解釈した国内の大規模調査が，緩和ケアの国際的な学術誌に掲載された。物事の意味づけというのはなかなか奥深い。

Part

2

考察
発展的に議論する

ここまでに読者は，鎮静に関して議論する基盤的な知識を得たはずである。ここから（ここを前提にして，議論はここからがスタートラインである），「では何をさらにつめていくべきなのか」の議論をしたい。このChapter以降は筆者の見解を中心に展開する。筆者の記載することのすべてが正しいわけではないという目を持って読者諸氏は十分に検討をしてほしい。

　まず，「鎮静は必要か/必要ではないか」の二分論の議論をやめることにここまで読んでくれた読者はおおむね合意するだろう。そもそも，必要か必要ではないかと問われている鎮静も，治療抵抗性の苦痛も，定義の仕方（というか，定義をどのように当てはめるのか）によって大きく変わってしまう。その理由は，医師の意図であり，患者の苦痛をどのように評価するかである。全く同じ現象を見ていても，これは鎮静だ（鎮静ではない），これは耐えがたい苦痛だ（耐えがたくはない）と観察者によって異なってしまう。したがって，「鎮静は必要か/必要ではないか」の議論を展開する限り，常にもやっとした話のかみ合わなさを体験することになる。

　本書では以下の6点を発展的に，つまりは鎮静の問題から個々の人間が幸せに（納得して，満足して，満足はしないながらもまあよかったかもしれないと思えるように）最期を迎えることにどのように寄与するかを検討したい。

## 鎮静を発展的に議論するための6つの視点

| | |
|---|---|
| 臨床医学がするべきこと | 1　鎮静を考える前に「誰が行っても及第点のとれる苦痛の緩和方法」を標準化せよ |
| | 2　「鎮静」を実施する時の方法を標準化せよ |
| 倫理・法学・臨床家がするべきこと | 3　はっきりとしたシロとはっきりとしたクロは明確にせよ |
| | 4　グレーゾーンでの意思決定の仕方のひな形を作れ |
| 基礎医学がするべきこと | 5　死亡直前の苦痛の体験を科学的に解き明かせ |
| 日本人みんなが考えるべきこと | 6　どういう最期の迎え方がいいのか？を真剣に考えよう |

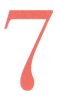

Chapter 7 臨床医学がするべきこと1：
# 鎮静を考える前に「誰が行っても及第点のとれる苦痛の緩和方法」を標準化せよ

## 標準治療の考え方——がん治療の場合

　現代の緩和医学には「標準治療」とみなされる治療方法がない。標準治療とは，ある特定の患者集団に対して，最も安全で効果があると考えられている治療のことである。抗がん剤では，レジメンが決まっており，「薬物Aをこれだけ，薬物Bをこれだけ，何日間投与する」という，おおむね誰が行っても同じになるであろう治療方法が具体的に明記されている。これには2つの利点がある。

　1つめは，どの医師にとっても治療内容が標準化していることである。「俺はここでシスプラチンをちょっと足しとくんだ」のような"オレ流"ではなく，誰がやっても同じように標準的な治療が患者に提供できる。もちろん患者個々の違いを理解して多少の修飾をすることは当然であるが，それでも，「えぇ?! それを（足す）？」というあまりにも大きいバリエーションはなく，患者に最もよいと考えられている治療を提供することに貢献する。

　2つめは，これも大きなことだが，現在の標準治療を基準として，新しい治療を比較すれば継時的に治療成績を上げることが可能になることである。例えば，進行性肺がんでは，1990年代前半には生存期間の中央値が数か月に過ぎなかった。その後，標準治療と比較して，患者の遺伝子変異に合った薬剤を新しい治療として比較試験を繰り返すことで，標準治療を順次書き換えて治療成績が徐々に向上した。これは「標準治療」という設定を置いて，新しい治療を常に比較する努力をしてこなければ達成できなかったことである。

　しかし，緩和ケアにおいては，総論的に効果がある（と考えられている，疑わしいという見解もあるが）WHO方式がん疼痛治療法はあるものの，実際の具体的な治療方法は多種多様なマニュアルがあるのみである。「モルヒネを投与する」ことはわかっても，「肺がんが腕神経叢に浸潤して，モルヒネが120 mgを超えたけど鎮痛できない人に増量するだけでいいの

か，他の薬剤に変えたほうがいいのか，薬剤以外の方法を用いるほうがいいのか」といった患者個々にベストな方法が，「誰がやっても同じように標準化されている」とはとてもいえない。臨床試験で行われていることは，「ある薬剤と他の薬剤のどちらが効くか？」のテーマが中心であって，がん治療のように標準治療を決めて順次治療成績を比較していくというパラダイムはまだ生まれていない（図1）。もっとも，これは，個々の薬剤にプラセボを上回る効果があるとはいえないため，プラセボとの比較試験をまず行って，本当にプラセボを上回る薬剤が見つかればやっと標準治療の同定ができるともいえる。実際，最近の比較試験ではかつての基準で「効果がある」とされていた薬剤でも，現在の厳密な方法では「効果がなかった」とされる緩和治療が増えている[1-3]。ただし，これらの比較試験では，対照群（その薬剤を使用していない群）であっても症状緩和は得られている。つまり，試験した薬剤には効果がないようであったが，それ以外のさまざまな方法で効果があったということになる。

　話を戻す。標準治療という概念がないと，鎮静でいえば，「俺がやったらもっと痛みが取れる」，「僕の施設ではこれとこれをアレンジしているから鎮静はいらない」のような意見の闘いになってしまいやすい。これでは，その施設で治療を受けた人は（本当に完全に苦痛が取れているならば）いいが，全国の津々浦々の患者みなに当てはまるわけではない。誰が行っても同じように再現できる緩和治療アルゴリズムは，臨床レベルで個々の患者に最善の治療を提供するという視点，かつ，今の標準治療をどんどん改良して継時的に治療成績を上げていくという2つの点の両方から必要である。

## WHO方式がん疼痛治療法の憂うつ

　「痛みの治療はモルヒネが『標準治療』じゃないの？」という反論があり

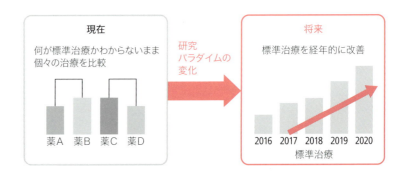

図1 ● 緩和ケアにおける「標準治療」の概念の導入

そうだ。確かにコクランレビューをはじめとして，European Association for Palliative Care（EAPC）のガイドライン作成のために行われた系統的レビューなど複数のメタ分析で，「モルヒネは確かに効きそう」と結論している[4,5]。しかし，こうも同時に言っている，「現代の科学的水準に照らせば，個々の臨床研究の質が低い」。特に，「どのオピオイドを最初に使うか」（医師以外の人は「そんなことはどうでもいいのでは？」と思うかもしれないが）については，比較的多くの比較試験が行われている。痛みのある患者に最初に何を使ったら一番早く痛みが引くかは臨床上の関心でもあり，実際に臨床試験を組みやすい（実施可能性が高い）という理由もある。

　一方，いったん痛みがなくなった後，通常は腫瘍の増大にともなって徐々に痛みが増えてくるわけだが，このように時間をかけて増悪していく痛みに対して，「どのようにオピオイドを増量・調節したらいいか」に答えを与える研究は皆無に近い[6]。50％ずつ増量するべきだ，少量のうちは50％ずつで用量が増えれば30％ずつにするべきだ，いやいや％ではなくて前日に頓用で使用した痛み止めの合計量を上乗せするべきだ，などといろいろな「流儀」があるが，どれが最も適切かについての比較試験は驚くことにほとんど行われてこなかった。

　「がん疼痛の標準治療は何か？」という問いに対する世界の現状をかいま見るために，経皮フェンタニル研究のメタ分析を紹介したい[7]。経皮フェンタニルは比較的最近に登場した鎮痛薬であるため，モルヒネに比較するとしっかりした臨床試験が行われている。そこで問題になるのは，臨床試験の「対照群」である。もしも，モルヒネの標準治療として「モルヒネをこういう量で投与し始めてこうなったらこれだけ増量して，こうなったらこれだけ減量して」という方法が標準化されているならば，新しい薬剤（経皮フェンタニル）は，モルヒネの標準治療と比較すればいいことである。しかし，実際には標準化したモルヒネの投与方法がないため，経皮フェンタニルの効果を見るための臨床試験で「さまざまな」モルヒネの投与方法による対照群が使われている。中には，プラセボを対照群としたものある。つまるところ，本来比較の軸となるべき標準治療がないのである。

　EAPCの系統的レビューの結論に曰く，「対照群としてWHO方式疼痛治療法を用いたものが多いが，そもそもそれが適切かどうか十分に確かめられていない。経皮フェンタニルは最近になって導入されたのでエビデンスのレベルはむしろ経口モルヒネよりも疑いもなく高い（undoubtedly greater）。もし，モルヒネが標準治療であるなら，プラセボを比較対照とすることは疑問である（at least questionable）し，モルヒネを標準治療というならもっとしっかり投与方法が確立されていないといけない」[7]。

筆者は，難治性疼痛における臨床の「アート的部分」を否定するつもりはない。実際に自分の診療でも，標準的な方法を頭には置きながら，自分オリジナルな方法をとっている場面はしばしばある。しかしながら，将来にわたって永遠に統一したプロトコールがない状態が続くことは，臨床家としても研究者としてもよいとは思わない。現代に生きる臨床家・研究者は，「WHO方式がん疼痛治療法で十分である」で満足せず，より確固とした標準的な再現性のある治療アルゴリズム（標準治療）を確立する必要があると筆者は考える。

## 誰が行っても同じ効果をもたらす緩和治療はあるのか —呼吸困難の場合

　疼痛の話から離れて，鎮静の主たる対象症状とされる呼吸困難について見てみる。呼吸困難については，外来レベルの（自立歩行が可能な）患者や，がん患者でも意識が明確で臨床試験に組み入れられるような（同意取得が可能な）患者に対して，モルヒネが安全で有効であることはよく示されている[8, 9]。しかし，その「有効」とは，（異論はあるかもしれないが）「微々たるもの」である。図2はAbernethy APとCurrow DCの「呼吸困難に対するモルヒネの有効性を確立した」といわれるランダム化試験の結果である。この研究では，外来に通えるくらいの患者で原疾患の治療を行っても緩和しない呼吸困難に対してモルヒネ20 mg/日を投与した。そうすると，プラセボに比較して呼吸困難が「有意に」改善した。私たちがよく知っておくべきなのは，実際の改善幅は100 mmのVisual Analog Scale（VAS）で10 mmほどの改善である，つまり，絶対値としてはなお100 mmのVASのうち40 mmの呼吸困難が残っていることである。確かに10％呼吸

▼ Visual Analog Scale（VAS）
視覚的評価スケール。疼痛や息苦しさの評価に使われる。息苦しさの評価では，0 mmが「息苦しさはない」，100 mmが「想像しうる最もひどい息苦しさ」となる。

図2● 呼吸困難に対するモルヒネの効果を示した比較試験

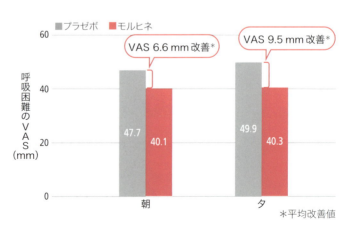

*平均改善値

困難が減ることは意味のある低下ではあると実証研究でも確かめられているのだが，このことから，「モルヒネが呼吸困難に有効」といっても，「呼吸困難がすべてなくなる」という意味ではないことを理解する必要がある。

　死亡直前期ではどうだろうか。2016年現在，死亡直前期の患者にモルヒネがどのように効果があるかを調べた質の高い試験はほぼない。J-FIND研究といわれる国内の多施設の緩和ケア病棟で行われた前向き観察研究を1つ紹介する[10]。死亡直前期では（内服自体が困難なため）モルヒネの経口投与ができないので，持続皮下・静脈投与が行われる。そこで，投与方法をおおむね決めて，実際に患者の呼吸困難がどの程度和らぐかを定量した。この「投与方法をおおむね決めて」というところが重要であり，完全な標準化まではできていないものの，もともとオピオイドを使用している人は20％増量，初めて使用する人は6 mg/日など誰が行っても同じになるように治療を標準化していく第一歩である。

　終末期の呼吸困難に対しモルヒネの投与を受けた患者は167名で，最終的に7名（4％）が持続的深い鎮静を受けた（持続的深い鎮静は4％にしか必要なかったともいえるが，鎮静の定義は人によってまちまちな可能性があるので，これをもってして「96％に鎮静が必要なかった！」のような主張は，筆者はしない）。患者の平均年齢は70歳であり，半数は60歳代以下と比較的若い集団である。評価は，国内では最も一般的に使われている苦痛の他覚評価基準であるSupport Team Assessment Schedule（STAS）と，患者がどれくらい意思疎通できるかを定量するCommunication Capacity Scale（CCS）と呼ばれる方法で行っている。STASは，おおむね患者自身の苦痛を表していると考えられるが，他覚評価のため過小評価しているかもしれない問題点がある。

　結果を見る（図3）。モルヒネを投与する前は，話はできるものの約80％の患者に強い苦痛があった。投与後6時間後からは30〜40％が苦痛なく会話が可能な状態に，さらに20％程度が少し苦痛があるが緩和された程度になっていることがわかる。話ができない患者や亡くなる患者は時間の経過とともに増加し，24〜30時間後には全体の30％を占めるようになる。「話ができなくなる」のは薬剤のためなのか全身状態の悪化なのかは，このような比較対照のない研究ではわからない。モルヒネを投与したために意識の低下が少し早まっているのかもしれないし，逆に，投与していなくてもやはり全身状態が悪化して二酸化炭素が蓄積することによって同じくらいの意識の低下を生じているのかもしれない。「対照群がない」とは，そういうことである。

　ここで注目したいことは，話すことはできるが強い苦痛のある（苦痛が

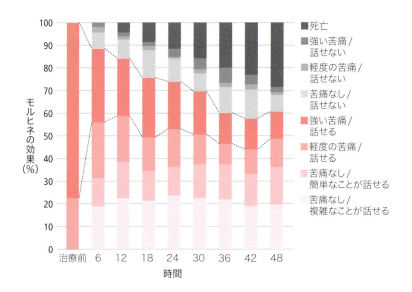

図3 ● 死亡直前のモルヒネ持続投与の効果

あるのだから意識はある)患者の比率が6時間後で30％，12時間後でなお20％，48時間後でも10％ということである。この「苦しいままであった患者の割合」を標準治療を改良していくことで年々下げていく(苦痛がなくて話ができる30〜40％の割合を年々高くしていくといってもよい)ことを目標にして議論することを筆者は促したい。これがこのChapterで筆者が最も主張したいことである。議論の中心を「鎮静か/鎮静じゃないか」，「鎮静は必要か/鎮静は必要じゃないか」ではなく，「これこれの方法を用いたら，呼吸困難は何時間後に何％和らぐのか」を再現性のある方法で明確にしていくことである。そして，いったんこれが明確になったなら，「効果をもっと上げる方法はないか，意識をもっと保つ方法はないか」と検証を繰り返すことである。これを繰り返すことで，(鎮静率が何％とかいう定義によって数値がどうとでもなることではなく)，「亡くなる前に呼吸が苦しいけれど，意識を保って緩和できる患者の割合」を確実に増加させることができる。これは患者の幸せにそのまま直結する。

　治療効果の％そのものが高いか低いかの議論には意味がない。死亡直前期の苦痛をどのように評価するかは方法が確立していないので，過小評価や過大評価がありうるからである。今回のこの研究では，他覚評価であるSTASを使用したが，患者自身の評価を使用するべきだという意見はあるかもしれず，患者の評価方法を用いれば有効率は違うかもしれない。表1を見てもらえばわかるように，STASの評価はあくまでも「こちら(医療者)側の評価」であって，患者の評価とは限らないためである。いずれにしろ，

**表1 ● 緩和ケアにおける苦痛の他覚評価基準：STAS**

疼痛，呼吸困難などの患者の症状を他覚的に評価する。ここに示したのはSTASの日本語版（STAS-J）。

| | |
|---|---|
| 0 | なし |
| 1 | 時折，断続的。患者は今以上の治療を必要としない。(現在の治療に満足している，介入不要) |
| 2 | 中等度。時に悪い日もあり，日常生活動作に支障をきたすことがある。（薬の調節や何らかの処置が必要だがひどい症状ではない） |
| 3 | しばしばひどい症状があり，日常生活動作や集中力に著しく支障をきたす。(重度，しばしば) |
| 4 | ひどい症状が持続的にある。(重度，持続的) |

〔Miyashita M, Matoba K, Sasahara T, et al: Reliability and validity of the Japanese version of the Support Team Assessment Schedule (STAS-J). Palliat Support Care, 2(4): 379-85, 2004. より引用，一部改変〕

患者の治療効果をいったん標準治療を固定して有効率を算出し，継時的に治療方法を変更していくことで有効率を比較し改善していく，そのような流れを作ることこそが重要である。

　具体的には，どのようなことをするのだろうか。いったんモルヒネの持続投与を(仮の)標準治療と仮定する(図4)。もちろん標準治療であるから，投与量，増量・減量基準，増量・減量間隔は誰が行っても「まあ同じ」になるように具体的でなければならない。これによって，現在の治療方法(仮の標準治療)の有効率がわかる。意識を保って苦しさが取れることを多くの人が望むと考えれば，エンドポイント（有効の基準）は，「苦しさがほとんどなく会話ができる」ことに設定するのが妥当と筆者は考える。緩和ケアの言葉でいえば，STASは［1］，CCSは［0］となる。

　例えば，現在は「鎮静の薬」といわれているミダゾラムだが，そもそも，モルヒネに併用することで呼吸困難そのものも改善する可能性があると比較試験でいわれている[11]。そうすると，モルヒネの増量を行う従来の（現在の）呼吸困難への対応と比較して，どこかのポイントでミダゾラムを(鎮静ではなく呼吸困難の治療として)併用するほうが治療成績は上がるかもしれない。それで治療成績がよくなれば，今度はモルヒネ＋ミダゾラム併用を標準治療として，例えば呼吸困難時に従来は（いまは）早送りを行っているが，それをフェンタニルの経鼻スプレーに変えるなどしてさらに治療成績がよくなるかを見る…このように臨床試験を繰り返すことによって，呼吸困難の治療成績を年々改善することができる。

　「患者を就眠させよう」とする医師の（あいまいな）意図や，「患者が眠ってしまった」という結果だけでいえば，モルヒネの増量も鎮静であるとい

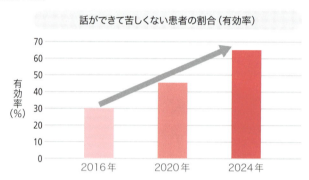

図4● 治療抵抗性の呼吸困難に対する標準治療：具体的な進め方

うものはいるだろうし，呼吸困難の緩和で使用したミダゾラムも鎮静になるというものもいるだろう。しかし，誰が見ても再現可能な治療プロトコールによって治療介入を定義して，その治療成績を見ていくことによって，現在の「あれは鎮静か，これは鎮静か」論争を，「呼吸困難はどうやったら緩和できるのか」というより実のあるものにできるし，そうするべきである。

## 意識に影響しない緩和治療の開発

　一方で，既存の緩和治療で用いられる薬物は患者の意識に影響するものが多いため，そもそも意識に影響しない薬物や医学介入を開発していくことも必要に違いない。

　少なくとも疼痛については，クモ膜下鎮痛という手段を人類は得ている[12, 13]。現在日本では実施できる施設が限られているが，難治性疼痛の患者であれば誰であってもクモ膜下鎮痛を専門とする施設に継続的に受診できるようにならないものだろうか。中途半端な知識で確証がないが，ヨーロッパのいくつかの国では在宅ケア中に難治性疼痛となった場合には，自宅や一時的な入院でクモ膜下鎮痛をいつでも受けられるサービスがある。せっかく我が国では「手先の器用さを生かした」神経ブロックが行える素

地がある[14]。難治性疼痛患者の利益になることが想定される。

呼吸困難やせん妄については，治療薬と考えられている薬剤そのものが薬学的に多かれ少なかれ意識に影響を与えるものがほとんどである。したがって，将来的には全く異なる機序の薬剤や方法が求められる。筆者はこの領域の専門ではないが，機能的MRI（fMRI）を利用して，疼痛はもちろんだが，呼吸困難やせん妄を生じる神経経路の分析も進んでいる[15, 16]。同じ血中酸素濃度でも呼吸困難を感じやすい人・感じにくい人，同じような腫瘍の広がりをしている膵臓がんの人でも痛みの強い人・全くない人がいることから考えて，遺伝子的な違いもあるのかもしれない。遺伝子や症状を引き起こす原因物質などの基礎医学的な研究も今後盛んになることを期待したい（「呼吸困難感抑制遺伝子があるかもしれない」とかいっても，いまのところほとんど相手にしてもらえないが…）。

以前，友人の緩和ケア医が「1粒ですべての苦痛がなくなる薬があるといいなぁ」と言ったが，実際に，もし苦痛を生じる最終的な神経経路が同定でき，それを定位脳手術なり放射線照射なりそれなりに侵襲の少ない方法で遮断できるようになれば，人間を「すべての苦痛を感じない」状態にすることも技術的にはできるのかもしれない（はたしてその結果，人間が死をどのように受け止めるようになるかはまた別の問題である。「苦痛がないと人間は生を手放すことができない」との視点があることを筆者は了解している）。

苦痛を緩和することは緩和医学に与えられた課題であり，既存の治療ですべての患者が完全に満足しているのではない以上，よりよい苦痛緩和手段を開発し続けることが求められる。特に意識に影響しない苦痛緩和手段の開発が重要である。

## 精神的ケアを標準化できるのか？

治療抵抗性の苦痛に対する治療の標準化を考える上での大きな問題がある。それは，「精神的ケア」（の標準化）である。特に日本では，人によっては「スピリチュアルケア」というかもしれない。薬物や医学的介入は比較的標準化しやすいが，それだけでは不十分だろうと多くの臨床家は知っている。「身体的苦痛」と「精神的苦痛」とは容易には区分できない。

自分のことを考えてみればよくわかるが，心配ごとがあれば身体の調子も悪くなり，身体の調子がよくなれば精神的にも回復する。現在の鎮静論争では，(話を比較的容易にするために)身体的苦痛に対する鎮静，精神的苦痛に対する鎮静，と分けて(大ざっぱに)論じることが多いが，そう分

けながらもその区分は仮の設定であることが暗黙に了解されている[17]。鎮静に関わっている国際的な専門家の多くが,「苦痛を身体的,精神的と(本当は)分けることはできない」ことに同意している。

　取りきれない痛みがある時に,家族と一緒に何時間かいい時間を過ごせて生きていてよかったと思える時間がある患者と,生き様とはいえ誰も心を許す人がいなくて1人で痛みと24時間向き合い,自分はこうしていて何か意味があるのだろうかと感じる患者…。物理的な意味での痛みは(測定できるならば)同じでも,患者の耐える痛みの程度,患者が体験する痛みの程度,ありていにいえば「痛みの閾値」は異なる──生きている意味を持っている人は相応の痛み(苦しみ)に耐えることができる。読者の中にはフランクル(Frankl VE)やヤーロム(Yalom ID)をはじめとするいわゆる意味志向性精神療法(というと堅苦しくなるが,要するに,患者の生きている意味に注目したケア)を一通り勉強した人も多いと思う[18]。まさに,死亡直前期の緩和しきれない苦痛を考える時に,「苦痛があっても生きる意味」の問題を無視できない。我が国の実証研究でも生きている意味を支えるためのアプローチは多様であることが示されている[19, 20]。患者の生きている意味を支える「精神的ケア」は標準化にはなじまないかもしれない。しかし,ここを避けて薬物療法だけを標準化しても,結局のところ,肝心なところでやはり十分なことができているのかどうかわからない,という結果になりそうである。

　治療抵抗性の苦痛に対して,薬物療法(医学介入)は一通り標準化することが(努力をすれば)できる。しかし,患者の生きている意味を支えるケアを「誰がやっても同じように」できるか(するべきなのか),現時点で筆者は何かを言いきれる自信がない。この点については検討の余地が残されている。

> **Chapter7 のまとめ**
>
> 　まず筆者が提案したことは,「鎮静すること」に焦点が当たりがちな議論をその1つ前に焦点を当てたものにすることである。呼吸困難,せん妄,痛みについての標準治療を設定してその治療成績を出す,そうして次にさらにそれを上回る治療を比較試験を行いながら改善していく,これを繰り返すことによって,患者の(現在十分に緩和されていないことが想定されている)苦痛をよりよく緩和する方法を見つけることができる。

## 文献

1) Hardy J, Quinn S, Fazekas B, et al.: Randomized, double-blind, placebo-controlled study to assess the efficacy and toxicity of subcutaneous ketamine in the management of cancer pain. J Clin Oncol, 30(29): 3611-7, 2012.
国内でも難治性疼痛に使用されているケタミンだが，臨床試験では効果がない割に精神症状の副作用が多かった。

2) Currow DC, Quinn S, Agar M, et al.: Double-blind, placebo-controlled, randomized trial of octreotide in malignant bowel obstruction. J Pain Symptom Manage, 49(5): 814-21, 2015.
消化管閉塞に保険適用もあるオクトレオチドだが，これも効果がないばかりか，腹痛がかえって多くなっていた。

3) Sanderson C, Hardy J, Spruyt O, et al.: Placebo and nocebo effects in randomized controlled trials: the implications for research and practice. J Pain Symptom Manage, 46(5): 722-30, 2013.
緩和治療での「プラセボ効果」が大きいことを指摘している。

4) Wiffen PJ, Wee B, Moore RA: Oral morphine for cancer pain. Cochrane Database Syst Rev. 2013 Jul 22; 7: CD003868.
コクランレビュー。モルヒネのがん疼痛に対する効果をレビューした。72の研究が4,241名に対して行われている。

5) Caraceni A, Pigni A, Brunelli C: Is oral morphine still the first choice opioid for moderate to severe cancer pain? A systematic review within the European Palliative Care Research Collaborative guidelines project. Palliat Med, 25(5): 402-9, 2011.
EAPCのガイドラインを作成するために行われた系統的レビュー。モルヒネと他のオピオイドを初回投与で比較した研究がほとんどないことを指摘した。

6) Klepstad P, Kaasa S, Borchgrevink PC: Starting step III opioids for moderate to severe pain in cancer patients: dose titration: a systematic review. Palliat Med, 25(5): 424-30, 2011.
オピオイドを始めた後，「どのように増量したらいいか」に関する研究はない。

7) Tassinari D, Drudi F, Rosati M, et al: Transdermal opioids as front line treatment of moderate to severe cancer pain: a systemic review. Palliat Med, 25(5): 478-87, 2011.
経皮フェンタニルの効果に関する系統的レビューだが，むしろ対照群が統一されていないことが際立った。

8) Bruera E, MacEachern T, Ripamonti C, et al.: Subcutaneous morphine for dyspnea in cancer patients. Ann Intern Med, 119(9): 906-7, 1993.
モルヒネを呼吸困難に対して安全に投与できるとした先駆的研究。

9) Abernethy AP, Currow DC, Frith P, et al.: Randomised, double blind, placebo controlled crossover trial of sustained release morphine for the management of refractory dyspnoea. BMJ, 327(7414): 523-8, 2003.
モルヒネが呼吸困難に対して有効だとする根拠として挙げられるland mark paper。

10)
森雅紀，松田能宣，山田博英，他：全身状態の悪い終末期がん患者に対するモルヒネ持続投与の効果：多施設観察研究．第19回日本緩和医療学会学術大会抄録集，p.292, 2014.
死亡直前の呼吸困難にモルヒネを投与する効果を評価した初めての研究。

11)
Navigante AH, Cerchietti LC, Castro MA, et al.: Midazolam as adjunct therapy to morphine in the alleviation of severe dyspnea perception in patients with advanced cancer. J Pain Symptom Manage, 31(1): 38-47, 2006.
モルヒネにミダゾラムを加えるほうが呼吸困難そのものを緩和する。

12)
Kurita GP, Benthien KS, Nordly M, et al.: European Palliative Care Research Collaborative (EPCRC): The evidence of neuraxial administration of analgesics for cancer-related pain: a systematic review. Acta Anaesthesiol Scand, 59(9): 1103-15, 2015.
クモ膜下にオピオイドを投与する鎮痛法の系統的レビュー。最近まとまった。

13)
Mercadante S, Klepstad P, Kurita GP, et al., on the behalf of the European Palliative Care Research Collaborative (EPCRC): Sympathetic blocks for visceral cancer pain management: a systematic review and EAPC recommendations. Crit Rev Oncol Hematol, 96(3): 577-83. 2015.
こちらは膵臓がんなどで用いられる内臓神経系の神経ブロックの系統的レビュー。文献12)と同じプロジェクトで最近まとまった。

14)
Tei Y, Morita T, Nakaho T, et al.: Treatment efficacy of neural blockade in specialized palliative care services in Japan: a multicenter audit survey. J Pain Symptom Manage, 36(5): 461-7, 2008.
日本から出ている神経ブロックの多施設調査。がん緩和ケアの重鎮であるTwycross Rから問い合わせがあった。

15)
von Leupoldt A, Sommer T, Kegat S, et al.: The unpleasantness of perceived dyspnea is processed in the anterior insula and amygdala. Am J Respir Crit Care Med, 177(9): 1026-32, 2008.
呼吸困難を感じる神経経路を同定する基礎研究。fMRIが用いられる。

16)
Choi SH, Lee H, Chung TS, et al.: Neural network functional connectivity during and after an episode of delirium. Am J Psychiatry, 169(5): 498-507, 2012.
せん妄の神経経路を同定する基礎研究。fMRIが用いられる。

17)
Papavasiliou EE, Payne S, Brearley S, et al., on behalf of EUROIMPACT: Current debates on end-of-life sedation: an international expert elicitation study. Support Care Cancer, 22(8): 2141-9, 2014.
鎮静について「いろんな人が，いろいろに言う」ことを集約してくれている論文。苦痛を身体的/精神的に分けることにも異論がある。

18)
Breitbart W, Rosenfeld B, Pessin H, et al.: Meaning-centered group psychotherapy: an effective intervention for improving psychological well-being in patients with advanced cancer. J Clin Oncol, 33(7): 749-54, 2015.
死亡直前期ではないが，「意味に注目したケア」を現代の研究風にするとこうなるというlandmark paper。

19)
田村恵子,河正子,森田達也 編:看護に活かすスピリチュアルケアの手引き.青海社,2012.
少し古くなるが,我が国での生きている意味を支えるケアについての一通りの研究成果をまとめたもの。現在SpiPas(Spiritual Pain Assessment Sheet)として,患者対象のランダム化比較試験を含む検証が進められている。

20)
森田達也,赤澤輝和,難波美貴,他:がん患者が望む「スピリチュアルケア」―89名のインタビュー調査.精神医学,52(11):1057-72,2010.
終末期がん患者が希望する精神的なケアを患者自身に聞いている。

# Chapter 8 臨床医学がするべきこと2：「鎮静」を実施する時の方法を標準化せよ

## 「持続的深い鎮静」と呼ぶのをやめたほうがいいのかもしれない

　30年ほど前，特に定義も何もなくなんとなく「セデーション」と呼ばれていた行為が確かにあった。患者に苦痛があれば，「少し意識が下がるだろうな（ここが難しく，徹底的に意識を下げるぞという感じでもなく，おそらく下がるだろうな，でも下がらないかもしれないけど），…なんにせよ苦しいのは（患者の希望も家族の希望もあるのだから）取ってあげなきゃ…」と思って，医師が思い思いの使い慣れた薬剤を少し追加することで，確かに結果的に患者は（薬のせいなのか，病状そのもののせいなのかはわからないが）うとうとしたり眠った状態になって苦しくなくなる，という行為があった。Ventafridda Vの最初の報告では，患者が眠れる（in sleep）ようにと記載されており，セントクリストファーズホスピスの初期の報告では苦痛に合わせて（proportionalに）ミダゾラムを使用したと記載されている[1,2]。

　呼吸困難に対してモルヒネを始める時に，（現代の知識からはそれは鎮静とはいわないかもしれないが），「モルヒネでセデーションする」と表現する医師はいたし，いまもいる。つい先日も，講演先で，ある訪問看護師から「患者さんが眠れない時に『点滴の中にミダゾラムを1〜2本入れて皮下輸液して』って先生（医師）によく言われるんですけど，これって鎮静ですか？」と聞かれた。臨床現場では「鎮静」，「セデーション」は意図は必ずしも明確ではないまま行われている。30年前と大きくは変わりない。

　一方，学術的にはこの間に，苦痛緩和のための鎮静（palliative sedation therapy：PST）という言葉ができて，さらに，その下位分類から**持続的深い鎮静**（continuous deep sedation：CDS）が別に扱われるようになった。現代の鎮静論争の不幸は，これらの定義が「結果的に昏睡状態になった」という結果を指しているのか，「患者を昏睡にするぞ」という医師の意図をもとにしているのか，いまひとつはっきりしないことである。いや，定義上は明確であり，意図的な意識の低下なのだが，その「医師の意図」その

▼持続的深い鎮静
苦痛緩和のための鎮静は，長さ（持続的か，間欠的か）と深さ（深いか，浅いか）によって4通りに分類される。鎮静の定義と分類については，p.25に詳しい。

ものがはっきりしない（場合が想定よりも多い）ことがわかったことである。これは，筆者らが当初palliative sedation therapyの概念を提案した時には考えていなかったことである。

## 現在の鎮静方法の問題点：ガイドラインのレビューから

現在，世界各国に鎮静のガイドラインがあるが，「具体的な投与方法」が統一されていない（具体的なレベルで定めているガイドラインがない）（表1）[3, 4]。大ざっぱに開始投与量，「患者の状態に合わせて」増量・調節すること，だいたい使用することになる最終的な投与量の目安が記載されている程度である。

1つの鎮静（持続的深い鎮静）といえども，実際の方法が統一されていないことが議論をしにくくしている理由である。

## 結果でもなく意図でもなく，プロトコールによる定義が必要

本書で，筆者は1つの考え方を提案したい。これは2016年現在で世界にも提案したばかりであるので，はたして受け入れられるかどうかはわからない[5]。筆者の提案は，いったん「これは持続的深い鎮静か」という議論を横に置いて，ミダゾラムを使用する投与方法（プロトコール）を固定し，プロトコールで介入を定義することである。すでに見たように世界中の多くの臨床家が，（それを鎮静と呼ぶか呼ばないかは別として），苦痛緩和のためにミダゾラムを使用していることは間違いない。その時に，初期に高用量を投与する方法と，少量から徐々に増量する方法の2つがあることも

表1 ● 世界のガイドライン：鎮静方法の記載の比較

| 団体（国，年） | 鎮静薬（ミダゾラム）の投与方法の記述 |
|---|---|
| European Association for Palliative Care：EAPC（ヨーロッパ，2009） | 0.5〜1mg/時で開始<br>24〜480mg/日で維持 |
| National Hospice and Palliative Care Organization：NHPCO（米国，2010） | 具体的な投与方法については記載なし |
| Royal Dutch Medical Association（オランダ，2007） | 具体的な投与方法については記載なし |
| Canadian Society for Palliative care Physycians（カナダ，2012） | 具体的な投与方法については記載なし |
| 日本緩和医療学会（日本，2005） | 0.2〜1mg/時で開始<br>5〜120mg/日で維持 |

国際的な認識になりつつある。

　そこで，この2つのミダゾラムの投与方法を，「こうしたい」という医師の意図や「結果としてこうなった」という結果そのものではなく，プロトコールで定義して，実際にそうなるのかを確認するのである。当然プロトコールであるから，もっともな意図を反映したもので，確かにその意図通りになっている結果が実証試験で再現されなければならない。

　抗がん治療で話をするとイメージしやすいので，抗がん治療を例に出す。「脱毛が来るけど，消化器症状は来ない（はずの）」プロトコールは，実際にそのような意図で存在するが，検証試験において「確かにそうなっている」結果も確かめられる。だから，あるレジメンは，「脱毛が来るけど，消化器症状は来ない」といえるのである。もちろんこれは平均しての話であって，ある人には消化器症状が来たり，脱毛が来なかったりもする。しかし，意図と結果がおおむねその通りに再現されるから，ある治療は意図と結果を代表した名称を持ち，万人の中でイメージすることができる。鎮静においては，「症状に合わせて徐々にミダゾラムを投与するという意図，だから患者の意識は下がる場合も下がらない場合もあるという結果」を持ったプロトコールと，「急速に患者の意識が低下するようにミダゾラムを投与するという意図，だから患者の意識は確かに短期間に無意識にまでなるという結果」を持ったプロトコールとがある。

　図1は筆者の勤務する施設において，臨床上運用している2つのパターンのミダゾラム（ドルミカム®）を投与するプロトコールである[6]。これまではミダゾラムの投与方法も医師や看護師によってまちまちで，おおむねのコンセンサスはあるものの，増量・減量基準，増量・減量間隔は明確なものがなかった。場合によっては，点滴の中にミダゾラムを1〜2本追加ということもアバウトに行われていたこともある（本来的にはよくないのだろうが諸般の事情によりやむをえず）。これを見ると，プロトコールA（段階的増量，proportional sedation）は，イギリスの緩和ケア専門医が行うような方法で，鎮静（sedation）とは呼んでも，人によっては持続的深い鎮静とはいわないものである。患者の苦痛を見ながら徐々にミダゾラムを投与するため，結果的に，なかなか苦痛が取れなければ患者は無意識になりうるが，苦痛が少量のミダゾラムで取れれば意識には影響しないか少し眠気が増す程度でおさまることになる。プロトコールB（初期**ローディング**，rapid sedation to unconsciousness）では，オランダで実施するような，**NHKが放映した番組の事例**で行われた鎮静であり，最初の数時間で患者の意識がなくなることを目指して増量する。想定されているのは，鎮静開始時点で苦痛が強く，いま迅速に意識を低下させなければ苦痛が取れない

▼**ローディング**
目標とする血中濃度に速やかに到達させるため，1回投与量を増量，あるいは投与回数を増やすこと。

▼**NHKが放映した番組の事例**
仙骨神経叢に腫瘍が浸潤した，難治性疼痛の患者の事例。詳しくはp.10参照。

まま死亡してしまうと予測されるような場合である。

　本当に結果が治療プロトコールが意図したようになるかは多施設での研究が必要であり，査読を受けて学術的にも見落としがないかを国際的な水準で確認する必要がある．数年がかりの仕事である．本書では施設内で得ている予備的な結果を示しておく．

　少数例であるが，確かに，プロトコールA（段階的増量）とプロトコールB（初期ローディング）とでは，症状緩和と患者の意識の変化に違いがある（＝意図したようになっている）．プロトコールA（段階的増量）では，患者の意識は保たれていてRASS-PAL（表2）で−1程度（受け答え・反応することができる）からあまり下がらない一方，苦痛緩和の低下もゆっくりである（図2）．一方，プロトコールB（初期ローディング）では，4時間以内に意識はRASS-PALで−5（昏睡）になり，確実な鎮静が得られた．興味深いことは，そもそも，プロトコールBの投与方法を受けた患者では鎮静前の意識状態も悪かったことである．つまり，「意識がしっかりしていた患者が急に眠る」という状況ではなく，「意識があいまいで，もともと受け答えもできなかった患者が，他の方法では就眠できなかったのでミダゾラムでやっと眠れた」状況であることがうかがえる．

　これは取り組みの1例である．しかしながら，このような「プロトコールによって鎮静を定義する」という視点を持つことによって，(それを鎮静と呼ぶかどうかは別として），世界中で同じ「医療行為」について議論することがようやく可能になる．

## 現在の鎮静方法の問題点：
## 薬物動態学的なシミュレーションから…おや？

　ところで，あまり緩和ケアで詳しく述べているものを見かけたことがないが，薬学的な血中濃度のシミュレーションの観点から1点，話題を提供したい．患者の苦痛が取れないのに合わせて，「徐々に持続投与量を増やす」と，薬剤の血中濃度はどのようになるのだろうか[4]．図3に，3つの方法，つまり，低用量で開始して1時間ごとにベース投与量を増量する場合（図3のa），早送りしてから低用量で開始する場合（図3のb），初期にローディングをしてからベース投与量を減量する場合（図3のc）のミダゾラムの推定血中濃度を示した．縦軸の目安として，50％の患者で意識が低下する30ng/mL（$EC_{50}$）に太線を引いている．

　概念上は，「少量で始めて，苦しければベース投与量を増量する」が一番身体にやさしそうであるが，実際のところは，増量した後ほとんどの薬は何時間かのタイムラグで血中濃度が上がる．ミダゾラムの場合は，最初の

### 図1 ● 異なる2つのミダゾラムの投与プロトコール例

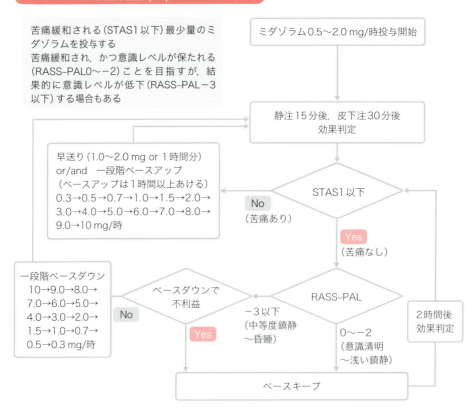

- ベースダウンでの不利益とは，STAS2以上となることが予想される，家族がベースダウンを望んでいない，夜間睡眠中など
- 開始・変更後は静注では15分後，皮下注では30分後を目安に効果判定を行う
- 経過中に苦痛が悪化したり意識状態が変化した場合は，そのつど効果判定を行い対応する
- 必要時には，ミダゾラム（1.0～2.0 mgまたは1時間分）を早送りするか（ベースアップと同時でもよい），生食に溶解したミダゾラムを適切な速度で点滴静注するか，1時間以上間隔をあけて必要なベースアップをする
- 睡眠確保のためにベースアップしてよい
- ミダゾラムが原因の呼吸抑制（呼吸数8回/分未満または半数以下に減少）・循環抑制（収縮期血圧60 mmHg以下，橈骨動脈での脈触知不能，または50%以上の減少）出現時は，30～50%を目安に必要なベースダウンや中止を検討する

【注意！】本プロトコールはアウトラインを示したものであり，実際に患者に投与した場合の有効性や安全性が確立しているものではない。

図1 ● 異なる2つのミダゾラムの投与プロトコール例（続き）

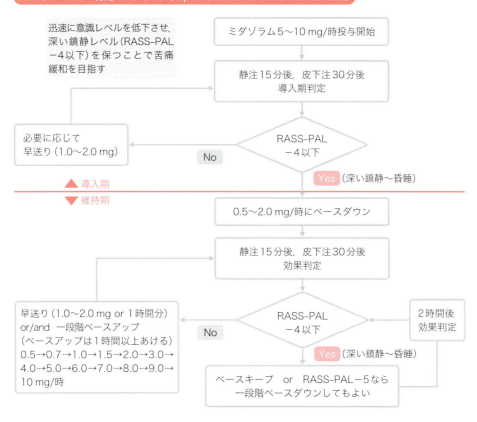

- 導入期はスキップして維持期（ベースダウンした状態）から開始してもよい
- 開始・変更後は静注では15分後，皮下注では30分後を目安に効果判定を行う
- 導入期の必要時にはミダゾラム（1.0〜2.0 mg）を早送りするか，生食に溶解したミダゾラムを適切な速度で点滴静注する
- 維持期に意識状態が変化した場合は，そのつど維持期効果判定を行い対応する
- 維持期の必要時には，ミダゾラム（1.0〜2.0 mgまたは1時間分）を早送りするか（ベースアップと同時でもよい），生食に溶解したミダゾラムを適切な速度で点滴静注するか，1時間以上間隔をあけて必要なベースアップをする
- ミダゾラムが原因の呼吸抑制（呼吸数8回/分未満または半数以下に減少）・循環抑制（収縮期血圧60 mmHg以下，橈骨動脈での脈触知不能，または50％以上の減少）出現時は，30〜50％を目安に必要なベースダウンや中止を検討する

### 表2 ● 緩和ケアにおける患者の意識の評価基準：RASS-PAL*

● RASS-PALスコア

| スコア | 用語 | 解説 | |
|---|---|---|---|
| +4 | 好戦的 | 明らかに好戦的，暴力的で，スタッフに危険が迫っている | |
| +3 | 非常に興奮している | チューブやカテーテルを引っ張ったり抜く；攻撃的 | |
| +2 | 興奮している | 頻繁に目的のない動きがある | |
| +1 | 落ち着きがない | 不安そうだが，動きは攻撃的でも活発でもない<br>完全に意識清明ではない患者で，頻繁に動き，攻撃的でない | |
| 0 | 意識清明で落ち着いている | | |
| -1 | 傾眠 | 完全に意識清明ではないが，呼びかけに覚醒状態（開眼・アイコンタクト）が続く（≧10秒） | 呼びかけ刺激 |
| -2 | 浅い鎮静 | 呼びかけに短時間覚醒し，アイコンタクトがある（＜10秒） | |
| -3 | 中等度鎮静 | 呼びかけに動きか開眼で反応するが，アイコンタクトはない | |
| -4 | 深い鎮静 | 呼びかけに反応はないが，身体刺激に動きか開眼がある | 身体刺激 |
| -5 | 覚醒不可能 | 呼びかけにも身体刺激にも反応がない | |

● RASS-PAL評価手順

| 手順 | スコア |
|---|---|
| 1. 患者を観察する | |
| ● 意識清明，落ち着きがない，または興奮がある | 0〜+4 |
| 2. 意識清明でない場合，患者の名前を呼び，目をあけてこちらを見るように言う | |
| ● 覚醒し，開眼・アイコンタクトが持続する | -1 |
| ● 開眼・アイコンタクトがあるが，持続しない | -2 |
| ● 呼びかけに何らかの動きがあるが，アイコンタクトはない | -3 |
| 3. 呼びかけ刺激に反応がないとき，肩をゆすることで身体的に刺激する | |
| ● 身体的刺激に何らかの動きがある | -4 |
| ● どの刺激にも反応しない | -5 |

＊Richmond agitation-sedation scale-palliative version
〔今井堅吾，森田達也，森雅紀，他：緩和ケア用Richmond Agitation-Sedation Scale（RASS）日本語版の作成と言語的妥当性の検討．Palliat Care Res, 11(4): 333, 2016. より引用，一部改変〕

図2 ● 鎮静プロトコールの違いによる苦痛と意識の変化：予備的な結果

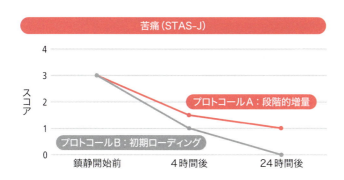

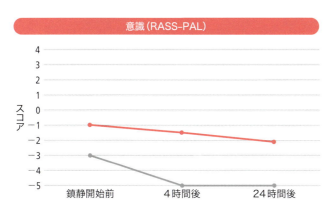

　4時間で1時間ごとに4回の増量をしたとして，その後も血中濃度は上がり続け，12時間後にようやく少し平らに，24時間でやっと横ばいになる。その最終的な血中濃度ははるかに上昇する。逆に，むしろ，初期に早送りやローディング（多めの投与量でしばらくの時間投与する）をしたほうが，血中濃度のその後の上昇が少ない。

　このように，「ベース投与量を増量した結果」は，何時間か遅れて来る。かつて我が国でフェノバルビツールの持続注射が頻繁に行われていた時代に筆者は注意を述べていたが，フェノバルビツールの場合，血中濃度が上昇し続ける期間は長く，何日間にもわたる。したがって，初期にローディングを行わずにただベースライン投与量だけを増量してそのまま減量しないと，手元の薬剤投与量は同じ量でも，患者の身体の中では血中濃度がどんどん上昇することになる。

　筆者がここで述べたいことは，鎮静と安楽死を区別する時に，「手元の投与量」に関心が向きがちだが，実際の「血中濃度」をもっと意識する必要があるということである。医学的に妥当な血中濃度を維持するためのミダゾラムの投与方法をもっと明確にするべきである，といってもよい。

図3 ● 異なる薬剤の投与方法と実際の血中濃度の上昇

**a. 低用量で開始して1時間ごとにベース投与量を増量する場合のミダゾラムの血中濃度**

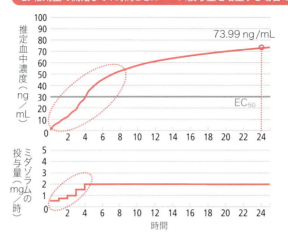

0.5 mg/時で開始，1時間後0.7 mg/時，2時間後1.0 mg/時，3時間後1.5 mg/時，4時間後2.0 mg/時まで増量した場合。$EC_{50}$に4時間後に到達，24時間後には74 ng/mL近くまで上昇してしまう。

**b. 早送りしてから低用量で開始する場合のミダゾラムの血中濃度**

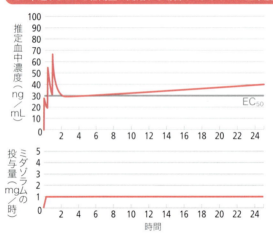

開始後1 mg早送り後，1 mg/時で持続開始し，30分後と1時間後に1 mgずつ早送りした場合。30分後の早送りから$EC_{50}$以上となり，3時間後に30 ng/mLまで低下した後，緩やかに上昇している。

**c. 初期にローディングをしてからベース投与量を減量する場合のミダゾラムの血中濃度**

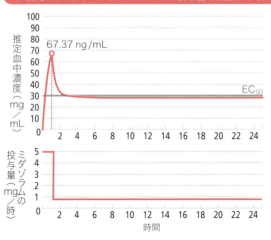

5 mg/時で開始し，1時間後0.83 mg/時まで減量した場合。1時間後に67.37 ng/mLまで上昇し，2時間後くらいに$EC_{50}$（30 ng/mL）で安定する。

### 鎮静してもオピオイドは必要である

　もう1点，麻酔科医にとっては当たり前のことであるが，意外と世の中に知られていないことの注釈を付けておきたい。麻酔の時には鎮痛，鎮静（と，筋弛緩）を行う。つまり，**鎮静だけ行っても鎮痛はできない**という考えが基本である。鎮静のプロトコールでは，鎮静薬の使用方法だけをプロトコール化しているので，見たところミダゾラムしか出てこないが，当然のことながら，背景にある痛みや呼吸困難を緩和するためのオピオイドは投与されているという前提がある（＝十分なオピオイドを投与しても緩和されなかった患者が鎮静の対象になる）。

　仮に，（呼吸困難はわからないが，少なくとも）痛みのある患者に，鎮静薬だけが投与された場合には，患者が痛みをまだ感じている状態で鎮静だけをもたらそうとしていることを述べておきたい。

▼鎮静だけ行っても鎮痛はできない
周術期における鎮痛と鎮静については，p.141でも取り上げる。

---

**Chapter8 のまとめ**

　筆者がこのChapterで提案したのは，具体的に鎮静を行う薬剤投与法について，目的と結果ではなく，治療プロトコールそのもので定義をすることである。現在，浅い鎮静を意図した（鎮静そのものは意図していないが，症状緩和にともなって少し鎮静になることを予測した）鎮静方法と，短時間の間に深い鎮静に入ることを目的とした鎮静方法の2つがある。前者は専門家によっては持続的深い鎮静とはいわない（特にミダゾラムがそれ自体で症状緩和にも効果があるというエビデンスが増えてくるならば）。

　目的や結果そのものではなく，意図を反映し結果が再現されるプロトコールがあれば，世界中でかみ合った議論が可能になる。

---

**文献**

1) Ventafridda V, Ripamonti C, De Conno F, et al.: Symptom prevalence and control during cancer patients' last days of life. J Palliat Care, 6(3): 7-11, 1990.
sedation in sleepと表現されている。

2) Sykes N, Thorns A: Sedative use in the last week of life and the implications for end-of-life decision making. Arch Intern Med, 163(3): 341-4, 2003.
ミダゾラムを通常の症状緩和と位置づけており，単にproportional sedationと表現されている。

3)
Schildmann EK, Schildmann J, Kiesewetter I: Medication and monitoring in palliative sedation therapy: a systematic review and quality assessment of published guidelines. J Pain Symptom Manage, 49(4): 734-46, 2015.
各国のガイドラインで薬剤の具体的な投与方法が決まっていない。

4)
今井堅吾，川口崇：鎮静に使用する薬剤は何か，どういう投与方法が一番良いか？ 緩和ケア，26（4）：259-65，2016.
鎮静についての世界各国のガイドラインのレビューを日本語で行ったもの。

5)
Morita T, Imai K, Yokomichi N, et al.: Continuous deep sedation: a proposal for performing more rigorous empirical research. J Pain Symptom Manage, 53(1): 146-52, 2017.
2000年前後にそうしたように，再び鎮静についての研究を行うための枠組みを提案した。受け入れられるかどうかは今後10年を見なければわからない。

6)
今井堅吾：プロトコールに基づいた持続的鎮静のパイロットスタディ―段階的な持続的鎮静プロトコールと迅速な深い持続的鎮静プロトコール，第21回日本緩和医療学会学術大会抄録集．S320，2016.
鎮静に使用する異なるプロトコールの結果を示した予備的な研究。国内学会の発表なので確実な知見ではない。前向きの多施設研究を実施中である。

Chapter 9 | 倫理・法学・臨床家がするべきこと1：
# はっきりとしたシロと
# はっきりとしたクロは明確にせよ

## そもそも治療中止は違法な可能性があるのか，完全に合法なのかを明示したい

　筆者がいまでいうところの緩和ケア研修会のモデルである米国のEPEC-O (Education in Palliative and End-of-life Care for Oncology) の教材の翻訳を木澤義之医師から依頼されて行っていた頃，治療中止の章には必ず，「治療を差し控えたり中止することは完全に合法である (completely legal)」と力強く記載してあり，「はぁ」と思ったものだった[1]。

　多くの国で終末期医療に関する法的事例が出ることをきっかけにして，いわゆる尊厳死立法がなされた。尊厳死立法とは，安楽死を認める法案ではなく，患者が希望した場合に延命治療を差し控える (withhold) か中止する (withdraw) ことを「合法」と法律上明確にすることである。ふとOxford Textbookを開いてみると，「多くの国で延命治療を差し控えるか中止することは合法である (withholding/withdrawing life-sustaining treatment is legal)」と記載されており，おや，その国の名前が，米国，イギリス，ドイツ，日本，オランダ，台湾，オーストラリアと例示されている[2]。台湾が治療中止が合法であることを明記した立法をしたのは事実である。日本は…？　筆者の理解では，日本には治療差し控え・中止を合法とする立法は2016年現在ない。ただ，患者の意思がある（推定できる），終末期であるなど「これこれの場合は違法性はない」との見解が出されており，臨床現場で使用できるようなガイドラインや声明が出されている。

　立法の詳細は筆者の専門でもないし本書の目的でもないので深入りはしないが，鎮静を考える上で必要な点を指摘したい。そもそも治療の差し控えは（おそらくは，ほぼ確実に）鎮静が行われるような場合には合法と判断されると思われるが，「完全に合法」(completely legal) といえる法律は我が国では明文化されていないというのが筆者の認識である。もし治療の差し控えが完全に合法ではないならば，鎮静の議論自体が成り立たない。治療の差し控えや中止が「完全に合法である」ことを立法化する時期にあると筆者は考える。

▼台湾が治療中止が合法であることを明記した立法をした
2000年にアジア圏で初めて，治療中止それ自体が合法であるという「安寧緩和医療条例」が制定された。治療の差し控え・中止の合法化については，p.27で述べた。

## あいまいなままになることは医師にとっても患者にとっても不幸：苦痛が放置される可能性

筆者は日本の法整備の議論において，阿吽（あうん）の呼吸，相互の信頼，現場での理解，法でシロクロ付けることになじまない，とされていることに一定の理解を示すものである。しかしながら，明らかなシロと明らかなクロはあってもいいのではないか，いやむしろ，あったほうがいいと思う。

かなり前に行われた我が国のがん治療医を対象とした全国調査で，医師の12％が鎮静を行うことで訴訟や法的問題となる懸念を挙げている（図1）[3]。10％というのは少ないとも思えるが，10人に1人というと決して少なくない数であるともいえる。患者の苦痛を緩和したいと考える医師が，（意図的にしろ，結果的にしろ）患者が鎮静状態となった時にその法的問題を懸念しながら臨床を行っている。

2016年現在で本研究のフォローアップ調査が計画されており，10年間でどのように意識が変化したのかを把握することができる。当時は，「鎮静の医学的適応を正確に判断することは難しい」（48％），「鎮静は患者の生命予後を短縮すると思う」（37％）が大きな懸念であった。しかし，ここまでのChapterで見てきたように，この間鎮静のガイドラインの整備や研究が国際的に進み，適応となる病態は15年前よりは明確になった。**患者の生命予後を短くするという当時の「通説」も医学的事実を反映していない**

▼患者の生命予後を短くするという当時の「通説」
鎮静を受けた患者と受けない患者とで生命予後に差がないという研究結果は，本書で繰り返し取り上げている。患者の背景要因を補正した上で比較した結果でも，生命予後に差が認められない。p.62参照。

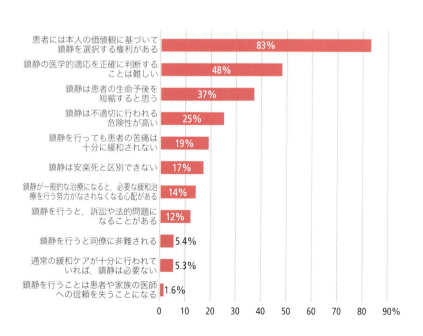

図1● がん治療医の鎮静に関する全国調査（2002年）

- 患者には本人の価値観に基づいて鎮静を選択する権利がある　83％
- 鎮静の医学的適応を正確に判断することは難しい　48％
- 鎮静は患者の生命予後を短縮すると思う　37％
- 鎮静は不適切に行われる危険性が高い　25％
- 鎮静を行っても患者の苦痛は十分に緩和されない　19％
- 鎮静は安楽死と区別できない　17％
- 鎮静が一般的な治療になると，必要な緩和治療を行う努力がなされなくなる心配がある　14％
- 鎮静を行うと，訴訟や法的問題になることがある　12％
- 鎮静を行うと同僚に非難される　5.4％
- 通常の緩和ケアが十分に行われていれば，鎮静は必要ない　5.3％
- 鎮静を行うことは患者や家族の医師への信頼を失うことになる　1.6％

ことが明らかになりつつある。

　オランダやフランスに見られるように，鎮静が安楽死の文脈で語られることが多くなるにつれて，医師が法的問題を懸念して，「通常の緩和治療を行って苦痛が取れない時に，患者が希望しても，苦しんでいる患者に鎮静を見合わせる」リスクはある。もちろん，これらの議論は，安易な使用(overuse)と過度な自粛(underuse)とのバランスの問題ではある。しかし，筆者のまわりを見ていると，「これこれは確実に大丈夫」という明記がなければ，不必要に医師が及び腰となることで，結局は患者が苦しむ結果になる可能性があると思える。

　実際，オランダからの報告では，鎮静が安楽死と結びつけて論じられることが多くなったがために，結局は医師が鎮静薬の投与にためらいを持ち，結果的には42%で苦痛緩和が不十分であったとの指摘がある[4]。「クロ」(でないシロ)を不必要に恐れるあまり，患者の苦痛を緩和するという本来的な目的を達成できないとしたら，それは患者にとっての利益とならない。人生の最期の数日にどうしても緩和できない苦痛が生じた時に，せめて眠って苦しさを取る行為の法的位置づけがあいまいなままになっていることの患者にとっての不利益の可能性を指摘しておきたい。

## 明らかなシロ──それを鎮静と呼ぼうが呼ぶまいが

　「明らかなシロ」として法律的に明記されることが望ましいと筆者が考える状態を3つ，提案したい(表1)。法律上の(筆者はもちろん専門家で

表1● 法律的に明示が望ましい完全な「シロ」

| 法律上の文面例 | 緩和ケアにおける臨床上の想定 | 対応する概念 |
|---|---|---|
| ●患者の意思や医学的に利益がないとの見込みに従って治療を中止または差し控えること | ●輸液の中止<br>●蘇生を行わないこと | ●治療の差し控えと中止(withhold/withdraw of life-sustaining treatment) |
| ●苦痛を緩和するために医学的に妥当な量の鎮痛薬や鎮静薬を投与すること | ●オピオイドや鎮静薬によって呼吸抑制をきたす可能性の高い状況であっても，苦痛があれば投与を継続すること(まれ) | ●「間接的安楽死」(とかつて呼ばれていたもの)(aggressive symptom control with potentially life-shortening effects) |
| ●客観的方法によって余命が日の単位と考えられる患者の苦痛が他の方法で緩和されない場合に，医学的に妥当な量の鎮静薬を持続的に投与すること | ●低酸素による呼吸困難や臓器障害によるせん妄が緩和されない場合に，少量のミダゾラムを持続的に投与すること | ●持続的鎮静，余命が日の単位の患者に対するもの(continuous-deep sedation for patients with days-survival) |

ないのでわからないが，こんな感じになるのだろうという）表現例，それに対応する臨床的場面，それを表す生命倫理学上の概念を一覧とした。

法的に明記できる明らかなシロの1つめは，前述したように，治療の差し控えと中止である。

2つめは，「間接的安楽死」と日本の判例では呼ばれてきたものである。間接的安楽死とは，痛みや苦痛が取れない時，苦痛を緩和する作用のある薬剤を使用した時に，その副作用として生命短縮の危険をともない，危険が現実化して死期をいくらか早めた場合を指す。ここで想定されていたのは，「モルヒネをいっぱい打ったら寿命が縮まる」，「ミダゾラムを投与したら呼吸抑制が生じて亡くなってしまう」というものである。現在では，そもそもこのような現象は大多数の患者においては起きないことを多くの医学研究が明らかにしてきた[5, 6]。

▼二重効果
鎮静は生命予後を短縮するとみなされていた頃は，二重効果の原則によって鎮静の倫理的妥当性を説明する試みがされていた。p.46を参照。

つまりこれらは，例外的な事例ということになる。臨床上，古典的**二重効果**に該当する，このような患者には少数だが確かに遭遇する。実証研究上もこのような患者は存在することが示唆されている[5]。痛みが非常に強い患者に，痛みを緩和するために徐々にオピオイドを（医学的に適切な量まで）増量する，場合によっては夜間眠れるように睡眠薬を併用する（これは鎮静という意味ではなく，夜間に就眠を図る目的である）。そうすると，オピオイドも睡眠薬もいずれも呼吸抑制の効果があるので，まれなことではあるが，「まだ痛い，だけど呼吸数が少なくなっていて増やすと呼吸が止まってしまうかもしれない」という状態になることがある。このような場合，医師としては，まずは，呼吸が下がらないような方法（神経ブロック，呼吸抑制を生じない鎮痛薬・鎮静薬）で症状緩和をさらに得ようとするが，他の治療オプションが利用できなかったり効果がない場合もある。そこでやむをえない場合には，「呼吸がさらに低下するかもしれないが，オピオイドと鎮静薬を継続（増量）しよう」と決断することは「あり」だろう。もしこれに違法の可能性があるとすれば，そこで緩和治療を中止することになり，患者はただ苦しいままで，「自然経過で」意識が下がるのを待つしか方策がなくなるからである。このような事例は平均的ではなくまれであるが，完全な「シロ」として，明記されることが望ましいと筆者は考える。

ちなみに，間接的安楽死（indirect euthanasia）という表現を筆者は英語圏の学術論文でほとんど見た記憶がない。PubMedで検索してみた（2016年3月29日）ところ，言語を制限しなくてもわずか25編が該当するのみである。言語を英語に限定すると4編となり，主にドイツ，他には，スペイン，日本の論文が数本になる。安楽死（euthanasia）が致死的薬物の投与であるというコンセンサスができ上がっているため，苦痛緩和のための

医行為について安楽死を付けて呼称するのは，学術的にも正しくないし，社会に対しても本質的でないところでの懸念を招くのでやめてほしい。これに該当する概念は，英語圏では，aggressive symptom control with potentially life-shortening effects などと呼ばれている。

3つめのシロとして，余命が日の単位の患者の緩和困難な苦痛に対する持続的鎮静がありうる。「余命が日の単位」という状態を医師が正確に予測できるのか？ という問題については，予後予測の研究がかなり進んだためにおそらくは可能である（後述）。これもまた違法の可能性があるとすれば，患者に実施できる緩和治療はないことになり，患者はただ苦しいままで，「自然経過で」意識が下がるのを待つしか方策がなくなる。完全な「シロ」として明記されることを願いたい。

## 患者が日の単位の余命であることの予測は（がん患者では）可能になっている

法学上は，何かを許容するための要件として，「死亡がまさに迫っている」という表現がなされることが多い。ところで，「死亡がまさに迫っている」ことはどのように診断されるのだろうか。がん領域においては，生命予後の客観的な予測がかなり可能になってきていることをここで示しておきたい。

まず，医師による生命予後の推定（clinical prediction of survivals：CPSと呼ばれる）にそれほどの正確さがないことは，これまでに繰り返し示されてきた。しかも，医師の予測は当たらないばかりか，系統的に楽観的すぎるとの研究知見が各国から出されるようになった。1990年代後半のことである。landmark paperとされているのは，疫学者で終末期医療を研究対象にしているChristakis NAの2000年の研究である[7]。343名の医師が468名の患者に対して余命の予測をしたが，正確に（伝統的に実際の生命予後の±33％に収まると定義する）余命を予測できたのは20％にすぎず，半数以上の医師が生命予後を楽観的に見積もっていた（＝医師が見積もっているより患者の生命予後は短かった）。

医師が患者の生命予後を長く見積もりすぎることはその後も複数の研究で確認されている。日本国内でも知見は同様である。例えば，最近では，生命予後に関する2,000名のコホート研究で，緩和ケア専門医であってもやはり正確な予測は35％に過ぎず，半数が楽観的な予測を持っていた（図2）[8]。物事の普遍的な本質は20年経っても変わらない。

このことは鎮静の文脈では，1つの深刻な事態を示唆する。例えば，患者が「耐えがたい苦痛」を訴えていたとして，医師の臨床的な（主観的な）

生命予後の予測を基準とすると，予後予測は系統的に長めになる．つまり，患者は医師が予測したよりも短い期間に実は亡くなってしまう可能性が高い．「鎮静を行うのはまだ早い，もう少し余命があると思うから」という医師の判断は，系統的に，余命を長く見積もりすぎることがすでにわかっている．したがって，患者の余命を予測するためのいろいろな指標が国内外で開発，検証されてきた．1990年代後半，イタリアと日本の研究チームが，それぞれ別々に，その後20年間にわたって国際的に使用される予後予測指標2つを開発した（表2）．

イタリアチーム（Maltoni Mら）は，医師の予測に大きなウエイトを置きながらも，呼吸困難などの症状と，白血球数などの検査所見を含む包括的な予後予測尺度 Palliative Prognostic Score（PaP score）を作成した[9]．その後，当時の複数の研究でせん妄が強い予後予測因子であることがわかったが，もともとのPaP scoreには含まれていないことから，せん妄を含むD-PaP scoreも開発した[10]．少し予測精度が向上したが，結果的には大きな変化はなかった．医師による予後の予測が含まれているため，そこにせん妄が加わっても大きく変わらない（＝せん妄があれば医師は予後が短いと判断しているらしい）と解釈される．

全く別に日本チーム（筆者ら）が Palliative Prognostic Index（PPI）を発

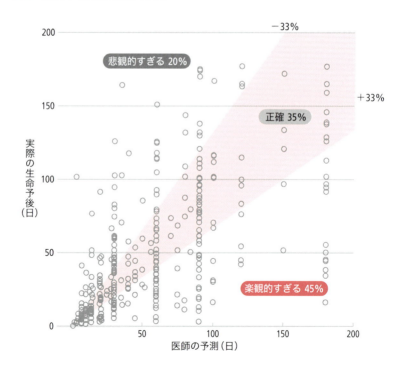

図2 ● 緩和ケア専門医の余命の予測

表した[11]。PPIの開発コンセプトは，臨床で使用できるように簡便であることと，医師による予測を除くことである。PPIは臨床的に評価可能な経口摂取量，安静時呼吸困難，せん妄などわずか5項目で，通常臨床では十分な予測精度を有している。

その後現在に至るまで，類似の予後予測指標が多数発表された。しかし，結局は，performance status（PS），呼吸困難，食欲低下，体液過剰症状（胸水や浮腫），意識障害といったすでに予後不良を示す指標として知られているものの「ちょっとした組み合わせの違い」になっており，大差はない。

PaP scoreとPPIは臨床上は十分な予測精度があることは検証されているが[12]，鎮静の文脈で使用する場合には明らかな欠点がある。まず，PaP scoreのように医師の判断を含む指標では，予測に主観的なバイアスが含まれることが想定される。「短いと考えているから，鎮静を行う」という医師の考えがそのまま，「この患者の予後は短い」というPaP scoreの項目の得点となり，鎮静の対象となる患者の生命予後が「短いことが予測指標で示された」論拠となる。一方，PPIではそもそも鎮静の適応となる呼吸困難とせん妄の得点配分が高い。したがって，結果が自己満足的（呼吸困難があること自体で生命予後を短いと評価し，かつ，鎮静の適応ともする）になる。

これら従来の予後予測指標の問題点を改善したものが，Prognosis in Palliative care Study predictor model（PiPS model）である[13]。項目数は多いが，医師の予測といった主観的な項目の影響はなく，精度の高い予測ができることから，鎮静の適応とする患者を判断するための重要な方法と

表2 ● がん患者で予測精度が確認されている予後予測指標

| | 全身状態 | 症状 | 客観所見 | 医師の予測 |
|---|---|---|---|---|
| PPI：Palliative Prognostic Index | Palliative Performance Scale | 経口摂取量<br>浮腫<br>安静時呼吸困難<br>せん妄 | | |
| PaP：Palliative Prognostic Score | Karnofsky Performance Scale | 食欲不振<br>呼吸困難 | 白血球数，リンパ球 | 医師の予測 |
| PiPS：Prognosis in Palliative care Study predictor model | performance status, global health | 食欲不振<br>倦怠感<br>呼吸困難<br>嚥下困難 | 原発，いずれかの遠隔転移，肝転移，骨転移，認知機能（mental test score），脈拍数，体重減少，白血球数，好中球数，リンパ球数，血小板数，尿素，ALT（GPT），ALP，アルブミン，CRP | |

なる。PiPS modelは他の指標に比べて予測精度が高く，かつ，血液検査も必要ないバージョンがあるため実施可能性が高い（図3）[14]。

やや医学的な内容に偏ったが,「患者の予後が日の単位である」(死が差し迫っている)ことをどのように評価するのか，についても，医学研究によって徐々に明らかになってきていることを法学的な討議をする上でも念頭に置いてほしい。今後，予後予測指標の研究は，おそらく，さらに客観的な方法によって精度を上げる方向に「進歩」していくことや，がん以外の疾患での予測指標が開発されることが予想されるため，経過を注意深く見ていきたい[15, 16]。

## 明らかなクロ——それを鎮静と呼ぼうが呼ぶまいが

さて，明らかな「シロ」に加えて，明らかな「クロ」を規定することも重要だと筆者は考える。概念上は，慈悲殺，安楽死，自殺幇助が明らかな「クロ」に該当する（表3）。法律上は**「生命を短縮する意図」の有無**が大きく譲れないところではあると思われるが，臨床医であり研究者でもある立場からは，「意図」に重きを置きすぎる決まりは実際のところあいまいさをさらに増やすことになる懸念がある。繰り返して本書で述べているように，意図はあいまいで，時に相反するものだからである。

意図を法学上どう扱うかの正解は筆者はわからないので，医学的見地か

▼「生命を短縮する意図」の有無
意図の複雑さとあいまいさについては，p.48で述べた。

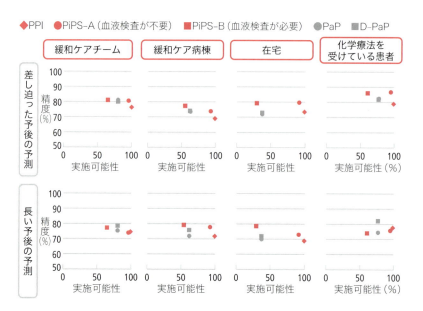

図3● 予後予測指標の精度と実施可能性

ら見解を述べる。まず使用する薬剤や使用量，使用方法から見て，「明らかに致死性である」（医師が患者の生命の停止を意図していたと推定できるかと，10人に聞いたらまず10人がそう思える）状態は明確にある。例えば，「ミダゾラム100 mg（10アンプルになる）を数秒で静脈投与する」は通常臨床で行う行為としては明らかに奇異であり，苦痛を緩和しようという意図以外の意図がそこにあったと考えるほうが合理的である（と筆者は考え，おそらく多くの専門家が同意してくれると思う）。もしも全くこの薬剤を知らないか，使ったことのない医師であれば別だが，薬剤の知識がある医師が10アンプルを一気に注射することは考えられない。しかし，緩和できない苦痛に対して，10 mg（1アンプル）/日を時間をかけて持続静脈・皮下投与するのであれば通常行為とみなされる（と筆者は考え，おそらく多くの専門家が同意してくれると思う）。

　このように実際に使用する薬剤の使用方法から考えて，明らかな「クロ」を規定することは現実的に可能である。

表3 ● 法律的に明示が望ましい完全な「クロ」

| 法律上の文面 | 緩和ケアにおける臨床上の想定 | 対応する概念 |
| --- | --- | --- |
| ●患者の同意が明確でないにもかかわらず，医学的に致死量と考えられるオピオイドや鎮静薬を急激に投与すること | ●患者が苦しそうに見えるという理由で，ミダゾラム100 mgを数秒間で静脈投与する | ●慈悲殺（mercy killing） |
| ●患者の希望に応じて，医学的に致死量と考えられるオピオイドや鎮静薬を急激に投与すること | ●患者が苦痛に耐えがたく，かつ，命を終えることを希望した時に，ミダゾラム100 mgを数秒で静脈投与する | ●安楽死（euthanasia） |
| ●患者の希望に応じて，医学的に致死量と考えられるオピオイドや鎮静薬を処方して患者に渡すこと | ●患者が苦痛に耐えがたく，かつ，命を終えることを希望した時に，バルビツール10 gを処方して患者に渡す | ●医師による自殺幇助（physician-assisted suicide） |

**Chapter9 のまとめ**

　このChapterでは，法律上，我が国で「胸を張って行える」明確なシロと，「処罰の対象になる」明確なクロを規定することを臨床の立場から提案した。

### 文献

1) EPEC™-O (Education in Palliative and End-of-life Care for Oncology). Self-Study Module 11: Withdrawing Nutrition, Hydration.
http://www.cancer.gov/resources-for/hp/education/epeco/self-study/module-11/module-11.pdf
EPEC-Oという米国のがん治療医向けの教育カリキュラム。

2) Ko DN, Blinderman CD: Withholding and withdrawing life-sustaining treatment (including artificial nutrition and hydration). In Chenry N, Fallon M, Kaasa S, et al.(eds.), Oxford textbook of pallaitive medicine (5th ed.), pp. 324-334, Oxford University Press, 2015.
日本は治療中止が合法な国と書いてある。

3) Morita T, Akechi T, Sugawara Y, et al.: Practices and attitudes of Japanese oncologists and palliative care physicians concerning terminal sedation: a nationwide survey. J Clin Oncol, 20(3): 758-64, 2002.
日本のがん治療医の鎮静に対する見解の調査。

4) Brinkkemper T, Klinkenberg M, Deliens L, et al.: Palliative sedation at home in the Netherlands: a nationwide survey among nurses. J Adv Nurs, 67(8): 1719-28, 2011.
オランダにおいて，自宅で実施された鎮静は苦痛緩和が十分ではなかった。

5) Sykes N, Thorns A: Sedative use in the last week of life and the implications for end-of-life decision making. Arch Intern Med, 163(3): 341-4, 2003
そもそも鎮静において，薬物が生命を短縮する前提に立つ「二重効果論」はほとんどの患者では不要であると結論した。実際には2例で生命の短縮効果があったと推定された。

6) Maeda I, Morita T, Yamaguchi T, et al.: Effect of continuous deep sedation on survival in patients with advanced cancer (J-Proval): a propensity score-weighted analysis of a prospective cohort study. Lancet Oncol, 17(1): 115-22, 2016.
2016年時点で最も信頼性の高い統計学的分析を行い，平均的な患者で鎮静は生命予後を短くしないことを示した。

7) Christakis NA, Lamont EB: Extent and determinants of error in doctors' prognoses in terminally ill patients: prospective cohort study. BMJ, 320(7233): 469-72, 2000.
医師の経験的な生命予後の予測は楽観的すぎる。

8) Amano K, Maeda I, Shimoyama S, et al.: The accuracy of physicians' clinical predictions of survival in patients with advanced cancer. J Pain Symptom Manage, 50(2): 139-46.e1, 2015.
最近の日本の研究。緩和ケア専門医でも，余命の予測は楽観的になる系統的なバイアスがある。

9) Pirovano M, Maltoni M, Nanni O, et al.: A new palliative prognostic score: a first step for the staging of terminally ill cancer patients. Italian Multicenter and Study Group on Palliative Care. J Pain Symptom Manage, 17(4): 231-9, 1999.
PaP scoreと呼ばれる終末期がん患者の余命予測指標。

10)
Scarpi E, Maltoni M, Miceli R, et al.: Survival prediction for terminally ill cancer patients: revision of the palliative prognostic score with incorporation of delirium. Oncologist, 16(12): 1793-9, 2011.
PaP scoreの精度を上げるために追加されたD-PaP score。

11)
Morita T, Tsunoda J, Inoue S, et al.: The Palliative Prognostic Index: a scoring system for survival prediction of terminally ill cancer patients. Support Care Cancer, 7(3): 128-33, 1999.
PPIと呼ばれる終末期がん患者の余命予測指標。

12)
Maltoni M, Scarpi E, Pittureri C, et al.: Prospective comparison of prognostic scores in palliative care cancer populations. Oncologist, 17(3): 446-54, 2012.
PaP scoreとPPIの予後予測精度を比較して，いずれも臨床上十分であると結論した。

13)
Gwilliam B, Keeley V, Todd C, et al.: Development of prognosis in palliative care study (PiPS) predictor models to improve prognostication in advanced cancer: prospective cohort study. BMJ, 343: d4920, 2011.
新しい予後予測尺度PiPS model。項目数は多いが客観性が改善している。

14)
Baba M, Maeda I, Morita T, et al.: Survival prediction for advanced cancer patients in the real world: a comparison of the Palliative Prognostic Score, Delirium-Palliative Prognostic Score, Palliative Prognostic Index and modified Prognosis in Palliative Care Study predictor model. Eur J Cancer, 51(12): 1618-29, 2015.
PaP score, PPI, PiPS modelの予測精度を比較して，PiPS modelに軍配を上げた。

15)
特集：「その時がいつか」を予測する─余命を推定する確かな方法．緩和ケア，26(5), 2016.
予後予測について日本語で読める最近のレビュー。

16)
Hui D, Hess K, dos Santos R, et al.: A diagnostic model for impending death in cancer patients: preliminary report. Cancer, 121(21): 3914-21, 2015.
理学所見の組み合わせで，患者の生命予後が3日以内である診断モデルを提示した。

Chapter 10 | 倫理・法学・臨床家がするべきこと2：
# グレーゾーンでの意思決定の仕方のひな形を作れ

## どんな治療にもグレーゾーンがある：手術も抗がん剤も

鎮静に関わる医療行為の明らかなシロと明らかなクロを明示したところで，鎮静で該当するのは，予後が日の単位と考えられる患者に対する持続的鎮静のみである。これ以外の場合，例えば，予後が週の単位の場合は？はたまた予後が月の単位の場合は？──臨床家の悩みは尽きない。鎮静の主たる倫理原則が**相応性原則**であるので，臨床家は患者の状況ごとに，多くの要因を踏まえて「この鎮静は相応か？」を（意識していてもいなくても）検討しているのでこれは当然のことである。

振り返って世の中の医学治療を見れば，すべての治療に「グレーゾーン」は存在する。この病巣を（手術で）取りにいくか，全身状態が悪くなってきているがここで抗がん剤をいくか，臨床家にとってそれは意識されない日々のグレーゾーンの治療行為である。医師（医療チーム）によって，あるいは，同じ医師（医療チーム）であっても患者や家族の事情によって，カバーする範囲を柔軟に変えて対応していることが日常である。鎮静もこういった医学的治療の1つである。グレーゾーンがなくなることはない。

▼相応性原則
相応性原則では，「好ましい効果を許容できる相応の理由がある場合，倫理的に妥当である」とされる。p.47, 53に詳しい。

## 鎮静でのグレーゾーンで何をなすべきか？

グレーゾーンをなくすることはできない。では，何をするべきだろうか。2つの提案をしたい。

1つは，（これはシロ，これはクロという線引きではなく），グレーゾーンの時の具体的な意思決定のプロセスを明示することである。「何がシロで，何がクロか」ではなく，その患者の状況で「どのような意思決定を順にたどればよいか（完全に合格とはいえないまでも，及第点といえるか）の道筋をつけることは達成可能な目的である。日本のガイドラインは，考えるプロセスの道筋としては，（鎮静に限らず終末期の意思決定について）必要な項目を含んでいるように筆者には見える（図1）[1, 2]。

終末期の意思決定では，共通する柱がある。

**終末期の意思決定に共通する柱**
1) 複数の医師による診断・評価，医師のみではなく看護師など多職種での検討
2) 患者・家族の価値観の尊重，意思決定への参加，精神的サポート
3) 意思決定の定期的な見直し
4) 医療者のストレスや価値観が影響していないかの評価

すなわち，1) 1人で密室で物事が決まらないようにする（複数の医師で治療抵抗性や患者の予測される余命の推定を行う，医師のみではなく看護師など多職種で決定に偏りがないかを検討する），2) 患者と家族が精神的なサポートを得ながら，価値観に沿って意思決定に関われるようにする，3) 意思決定は状況の変化に合わせて定期的に見直す，4) 医療者自身のストレスや価値観が影響していないかを意識する。

図1 ● 鎮静の意思決定のプロセス（国内のガイドライン）：患者・家族の希望の確認

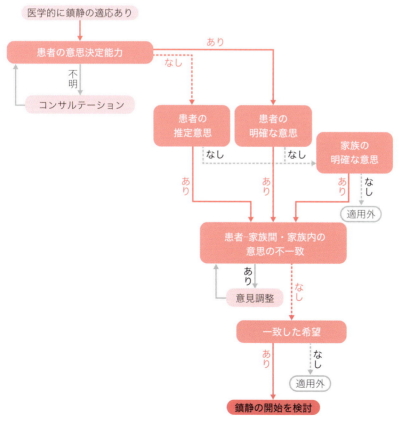

〔日本緩和医療学会：苦痛緩和のための鎮静に関するガイドライン（2005年版）より引用，一部改変〕

鎮静のグレーゾーンについてもこの枠組みは有用である。国際的なガイドラインでも同じような意思決定過程を推奨している[3, 4]。そもそも正解は相応的で「絶対的な正解がない」ことが前提なので，「おそらくこれが，いまの状況には最もふさわしい」と全体で合意できるものを定期的に見直すことが最終ゴールである。特に，多職種でのカンファレンスが重要であり，医師1名の判断で鎮静が実施されたり（されなかったり）しないことが重要である。

　ここでは，特に，4番目の「医療者のストレスや価値観が影響していないか」について補足しておきたい。2000年前後に行われたがん治療医を対象とした全国調査で，身体的苦痛や精神的苦痛に対して持続的深い鎮静をする医師は燃え尽き（burnout）傾向が強かった（表1）[5]。鎮静に関わる看護師の負担感を調べた研究では，鎮静に関わることで30%の看護師が仕事を辞めたくなることがあると回答した（図2）[6]。医師や看護師自身に対するケアも患者・家族と同じように必要であり，まだできることがあったのではないか，本当にこれでよかったのだろうか，自分のしたことが不十分だったのではないだろうかという気持ちを持ち続けることになりやすい。治療抵抗性を判断する時には特に，1人に意思決定を背負わせない枠組みが必要だと筆者は思う。

　同時に，医療者の持つ価値観が患者に対する終末期治療を左右することも（鎮静では直接の研究はないが）終末期ケアではよくある。日本の研究を1つ紹介する（表2）[7]。高カルシウム血症は10%のがん患者に出現する合併症である。主な症状は眠気，嘔気，食欲低下である。患者の全身状態がいい場合にはこれらは不快な症状であり，カルシウムを下げる薬を使用

**表1 ● 鎮静を選択する医師の燃え尽き**

|  | （呼吸困難，精神的苦痛に対して）持続的深い鎮静を優先する医師 | | （うつ病，せん妄に対して）精神医学以外の治療を優先する医師 | |
| --- | --- | --- | --- | --- |
|  | 呼吸困難 | 精神的苦痛 | うつ病 | せん妄 |
| 燃え尽き傾向[*1] | 1.02 [1.01～1.04] | 1.02 [1.00～1.04] |  |  |
| 終末期ケアの経験[*2] |  |  | 0.72 [0.59～0.89] | 0.75 [0.61～0.92] |
| 年齢 |  |  | 1.04 [1.02～1.06] | 1.03 [1.01～1.05] |

[*1] Maslach Burnout Inventory (MBI) の情緒的消耗（0～54；高いほど情緒的消耗が強い）
[*2] 1～4；高いほど終末期医療の経験が多い
〔数値はオッズ比および[95%信頼区間]。呼吸困難や精神的苦痛に対して持続的深い鎮静を優先する医師は，そうでない医師に比べて1.02倍燃え尽き傾向が強い。うつ病やせん妄に対して精神医学以外の治療を優先する医師は，そうでない医師に比べて終末期ケアの経験が少ない〕

することで患者の幸せに貢献することは疑われない。一方，予後が数日の単位になった場合には，その時点で，患者は高カルシウム血症以外の理由で，食欲がなく，患者にとって体験される高カルシウム血症の主たる症状は「眠気」になることが多い。そこで2つの考えをとる医師がいる。

　1つは，死亡直前期に眠気が（高カルシウム血症のせいで）増えるのはかえって患者が苦痛を感じにくくする方向になるので，薬物的な治療は控えるべきだという考え。これを「自然の麻酔」（natural analgesia）と呼ぶことがあり，病気の悪化のために起きた意識低下は治療しないほうが患者の利益になる（ことが多い）という考えである。一方，「死亡直前でも，意識が保たれていてこそ人間としての活動ができる」という立場に立つ医師は，（おそらく鎮静もあまり行わないほうに意思決定しやすいだろうし），高カルシウム血症の治療に積極的である。これは学術的には，「望ましい最期（good death）の要素として，「意識が保たれている」ことをどれだけ重要と考えるかが医師の終末期の意思決定を左右するという現象の1つである。

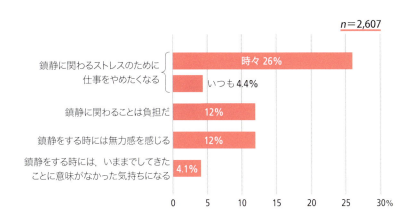

図2 ● 鎮静に関わる看護師の負担感

表2 ● 高カルシウム血症をどこまで治療するのがいいことか？

| 医師の考え | 治療する・しない |
|---|---|
| 治療すると患者の苦痛が減る | する |
| 治療すると患者の生命予後が長くなる | する |
| 死亡直前期に高カルシウム血症があっても（意識が自然に低下するので）患者の苦痛をむしろ減らす | しない |
| 亡くなる時に意識がしっかりしていることは，患者がいい最期を迎えるために重要である | する |

当然，治療を決める上では，患者の意思が重要であるが，どのような意思決定であっても医師と患者の対話で成り立っていく限り，意思決定に存在する医師（治療者側）の「これが望ましいかたちだ」という価値観の影響は避けられない。医療者は「自分のいまの判断には，自分の価値観が反映されていないだろうか」と常に振り返ることが求められる。本当は，同じ職場にひどく価値観の違う人が数名いるといいのだろうが，人間の悲しい性として同じ価値観の人が集まってしまいがちなので，より一層何かの価値が強化される可能性がある。怖いことだ。

## 意思決定方法の系統的レビュー：世界中のガイドラインは何を述べているか？

ここで，世界のガイドラインでは意思決定について何が記載されているのか，共有しておきたい（表3）[3, 4]。おおむね患者の意思，患者が意思表示できない時は患者の価値観に基づいた推定意思や最善の利益（best interests）に言及している。国によっては，法律上の代理意思決定者が明示されていることがある。家族の役割については，家族は患者の代理意思決定者ではないものの，最大限意思や希望を尊重されるべきであるとの見解が多い。しかし，いずれのガイドラインも文化差を強調しており，意思決定における患者・家族の役割における文化差を認める記述となっている。

表3 ● 世界のガイドラインの意思決定に関する記述

| 団体（国，年） | 意思決定に関する記述 | 定義 |
| --- | --- | --- |
| European Association for Palliative Care: EAPC （ヨーロッパ，2009） | 患者の同意。あらかじめ話しておくことを推奨。患者が意思表示できない時は代理意思決定者。各国の文化的差異に注意する | 患者が同意するのであれば家族は意思決定に参加しうる。家族は患者の（自動的な）意思決定者ではない |
| National Hospice and Palliative Care Organization: NHPCO （米国，2010） | （記載なし）。患者が意思表示できない時は家族と苦痛が耐えられないのかを一緒に評価する | 家族も含めて考えるべき。最善の利益（best interests）を考える |
| Royal Dutch Medical Association （オランダ，2007） | 患者の同意，または，（患者が意思表示できない場合には）家族の同意 | 家族からの情報を得ることで意思決定を行う参考にする |
| Canadian Society for Palliative care Physicians （カナダ，2012） | 意思表示ができない時は代理意思決定者。各国の文化的差異に注意する | なるべく多くの関係者を含めて考えるべき |
| 日本緩和医療学会 （日本，2005） | 患者の意思，または，（患者が意思表示できない場合は）推定意思 | 家族の同意も得るべき |

## Chapter10 のまとめ

　このChapterでは，鎮静にはグレーゾーンが確かに存在し，「これがあったらする/これがなければしない」のような判断アルゴリズムを作成することは現実的ではないことを示した。ちょうど本書の執筆時点で，保育所の待機児童問題が報道されている。待機児童の優先順位を付けるにあたって得点制にしたために，「得点を上げるために」引越ししたり，単身赴任したりする家族までいるらしい。技術的には，鎮静のグレーゾーンを「得点制」にして，目安となる鎮静が妥当かもしれない得点を算出することは可能である。苦痛が強い3点〜弱い1点，患者の意思が持続的である3点〜変わるかもしれない1点，などなどである。

　しかし筆者は，意思決定においては，仮にこのような得点制をおいたとしても「その患者・家族」の場合について，その時その時で検討することが必然であるため，得点制にすることには賛成しない。むしろ，患者をとりまく多くの要素をなるべく複数で検討する「枠組みだけ」が設定されることが望ましいと考える。その枠組みは現行のガイドラインでもおおむね記載されている。さらに一歩進めるとすると，実際の事例についての臨床倫理的分析事例を集めて公開していくことが有用だろう。

## 文献

1)
日本緩和医療学会緩和医療ガイドライン作成委員会（編）：苦痛緩和のための鎮静に関するガイドライン（2010年版）．金原出版，2010．
https://www.jspm.ne.jp/guidelines/sedation/2010/index.php
日本緩和医療学会作成のガイドライン。鎮静の意思決定プロセスの図（p.135）は2005年版に掲載されている。

2)
Morita T, Bito S, Kurihara Y, et al.: Development of a clinical guideline for palliative sedation therapy using the Delphi method. J Palliat Med, 8(4): 716-29, 2005.
日本のガイドラインは，国際的に初めて発表されたガイドラインであった。

3)
Schildmann E, Schildmann J: Palliative sedation therapy: a systematic literature review and critical appraisal of available guidance on indication and decision making. J Palliat Med, 17(5): 601-11, 2014.
各国のガイドラインの意思決定に関するところを比較検討した系統的レビュー。

4)
前田紗耶架，恒藤暁：鎮静の適応と意思決定過程．緩和ケア，26（4）：249-53，2016．
上記文献3)の日本語での解説。

5)
Morita T, Akechi T, Sugawara Y, et al.: Practices and attitudes of Japanese

oncologists and palliative care physicians concerning terminal sedation: a nationwide survey. J Clin Oncol, 20(3): 758-64, 2002.
鎮静を実施すると回答した医師は，燃え尽き傾向が高かった。

6)
Morita T, Miyashita M, Kimura R, et al.: Emotional burden of nurses in palliative sedation therapy. Palliat Med, 18(6): 550-557, 2004.
鎮静に関わる看護師の負担感の全国調査（2,607名）。

7)
Shimada A, Mori I, Maeda I, et al.: Physicians' attitude toward recurrent hypercalcemia in terminally ill cancer patients. Support Care Cancer, 23(1): 177-83, 2015.
鎮静ではないが，高カルシウム血症という意識低下が生じる合併症を治療するかしないかについて，医師の考える「いい最期」が意思決定に影響することを示した国内の研究。

# Chapter 11 基礎医学がするべきこと：死亡直前の苦痛の体験を科学的に解き明かせ

## ひょっとしたら苦しいのかもしれないという警告

　鎮静が完全にかかっている患者は「全く苦しそうではない」ように見えるのだが，最近，いくつかの警告が出されている[1-3]。ベルギーの専門家たちがPain誌（疼痛研究の業界では権威のある学会誌）に出したレビューでは，「苦痛緩和のための鎮静：どうして私たちは患者が（鎮静を受けていても）苦しい最期を体験している可能性を考えるべきなのか（Palliative sedation: why we should be more concerned about the risks that patients experience an uncomfortable death）」と問いかけた。前後して，緩和ケアの業界では専門家として名高いDavis MPも，「鎮静は常に苦痛を緩和できているのか？（Does palliative sedation always relieve symptoms?）」と疑問を投げかけた。さらには，倫理学領域からであるが，「下顎呼吸は必要か？（The agony of agonal respiration: is the last gasp necessary?）」というタイトルにおいて，患者が完全に苦痛がないとは言いきれないのなら，代替案を考えるべき（かもしれない）という視点が述べられている。

　ここで扱う課題は次の3つに分類することができる。1つめは，持続的深い鎮静は本当に苦しくないのか？ 2つめは，自然に意識が低下した死亡数時間前の状態は（伝統的に医学では，患者の意識が下がっているので）苦しくないという見解をとってきたが，苦しくないのは本当か？ 3つめは，持続的深い鎮静も死亡直前期の意識低下も苦しくないとは言いきれないという主張を認めるならば，さらにそれより意識がある状態で「それほどは苦しくない」といままで判断してきた状態は本当に苦しくないのか？という3点である。

## 周術期における鎮痛と鎮静の考え

　この考察をするための基盤となる知識を（筆者の知識では，やや）不十分ながらまとめておく。

周術期においては，鎮痛，鎮静，筋弛緩の3つが行われる。鎮静とは，患者の意識を低下させることであるが，鎮静薬（眠る薬）には鎮痛（痛み止め）の作用がないので鎮痛は別に行わなければならない。例えば，手術室や集中治療室においては，鎮静が十分にかかっている状態でも，患者の心拍が上がったり血圧が上がったり，あるいは，落ち着きがなくなったりする時に，オピオイド（鎮痛薬）を投与することでもとの状態に落ち着く。この現象は，鎮静はそこそこできていたけれど，痛みがあったから身体に変化が生じていた，痛みには鎮痛薬で対応してもとに戻った，と解釈される。終末期では，脈拍や血圧の変動は全身状態の変化そのもので修飾されるので，そのような生理指標から痛みがあるかないかを推測することができない。

手術中に鎮痛・鎮静ができていた（と客観的には見える）にもかかわらず，覚醒後に手術室で行われた医師の会話内容を覚えていたり，手術中の記憶がある現象があることはよく知られていた[1-3]。これは術中覚醒ともいわれる。最近，テクノロジーが進歩して，「これまで意識がない」とみなされていた患者において，fMRI（機能的MRI：脳血流の変化を見ることができる）によって，会話の応答や外界の刺激への反応など，ある程度の意識があることが証明されてきた（らしい）[1-3]。つまり，「意識」というのは，意識が（見た感じ）ない（ように見える）からといって，本当に意識がないとは限らない，という科学的知見が増えてきたということである。

ここに，以下のような疑問が生じた。持続的深い鎮静において，鎮静薬だけを投与して意識が低下しても，痛みが残る場合があるのではないか？（自然経過で）意識も低下して痛みもないように見える落ち着いた患者ですら，何かの苦痛を感じているのではないか？

## 持続的深い鎮静は，本当に苦しくないのか？

持続的深い鎮静に置かれている患者は，本当に苦痛を全く感じていないのか？ この疑問に現在のところ本当に確信を持って答えられる識者はいないはずである。これは根本的に，「意識があるか」を計測することはある程度可能だが，「苦痛かどうか」を客観的に計測することが原理的にできないという問題による。意識は脳波を見ることで確認することができ，実際，BISモニター（図1）という意識を定量する機器を終末期にも使用して，「眠っているように見える患者」でも家族が呼びかけることに反応して意識があることが確認された，との予備的な研究がある（図2）[4]。しかし，これは「意識」であって，「苦痛」ではない。現在の苦痛評価のゴールドス

タンダードは患者自身に聞くことであって,「どれくらい痛い（苦しい,不快）ですか？」と聞いた回答を患者の苦痛と定義する。では,患者の意識があいまいな場合に,苦痛はどのように定義されるのか—この問題にはまだ回答が与えられていない。

「見た目ではほどほどの鎮静が得られているような場合でも,少数かもしれないけれど人によっては苦しさの自覚があったり,鎮静を受けていても新たな不安や絶望感や恐怖を感じる人はいるかもしれない（絶対にいないとは言いきれない）」[2]—筆者は控えめにこの見解に合意したい。

図1● BISモニター
前額部の脳波を解析し,意識レベルを0〜100の数値で表す。数値が高いほど意識レベルが高いとされる。筋電図の影響もあるため,緩和ケアでの利用は制約される。

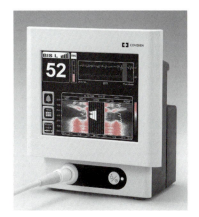

（日本光電工業より許諾を得て転載）

図2● 眠っているように見えても,意識はあるかもしれない

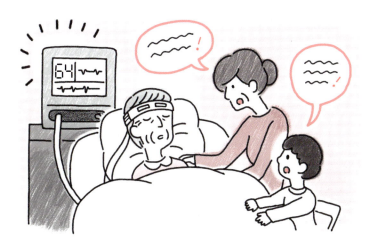

### 自然に意識が低下した死亡数時間前の状態は，本当に苦しくないのか？

さらに難しいのは，死亡直前の「苦しそうに見える」状態である。

下顎呼吸を例に挙げる[3,5]。下顎呼吸は哺乳類に共通して備わっている生理現象として理解されており，血液中の酸素濃度の低下に反応して生じるということになっている。緩和ケアでいうところの下顎呼吸は，患者が亡くなる数時間，半日ほど前になってくると，「顎をしゃくりあげて，呼吸のたびにもがくような呼吸」になる。これを下顎呼吸と呼んでいる。英語圏では共通の術語があまりないので，agonal breathingとかagonal gaspingと呼ばれる。agonalいう言葉自体が苦しい，苦悶しているという言葉であり，語源としてはキリスト教圏のイエスキリストの苦しみに由来する（たぶん）。日本語では死戦期呼吸と訳されることがしばしばあるが，あまり定着していない。救急領域では，「呼吸しているように見えるのに，蘇生を始めない」ことが問題なので，このような呼吸は「呼吸していないことと同じ」であることを市民に啓発するという観点から研究が行われている。

さて，医師は死亡直前に生じる下顎呼吸については，伝統的に，「患者の意識がないから苦しくはない」という教育を受け，家族にもそう説明する。顎をしゃくりあげる呼吸は見ていると本当につらそうであり，特に小児領域で子どもを亡くした親の記憶にいつまでも「苦しそうに最期を迎えた我が子」として記憶される。筆者も，もちろん伝統的に（何の疑いもなく），「意識がない患者の下顎呼吸は苦しくない」という前提のもとに家族へは説明してきた。

意識の残り方によるといってしまえばそれまでだが，最近の科学研究が推測するところを死亡直前にもそのまま当てはめるならば，次のようになる[3]：「患者はおそらくは（probably）苦痛を感じていない。でもそれを確かめることはできない（We cannot be certain）。そうすると，最も倫理的に保守的な方法は，あるかもしれない苦痛を和らげる（overtreatment）方向に立つべきであって，本当はあった苦痛を見逃して実は和らげられていなかった（undertreatment）の方向に立つべきではない」。この主張をもし認めるならば，下顎呼吸（をきたす時期）に苦痛が全くないことが示されていないならば，患者が，「少しでも苦痛があるかもしれないなら鎮静・鎮痛を完全に行ってほしい」と希望していたなら，下顎呼吸を苦痛とみなして鎮静するべきだとの理論になる。

多くの医師は，筆者も含めて，この主張には俄（にわ）かには感覚的にうなずく

ことができない。ここで1つの引用を行いたい[3]：「かつて，医学は新生児は痛みを感じていないという理由で，鎮痛や鎮静なしに処置を行ってきたが，現代では許されない。動物を実験に使用する場合にも，鎮痛や鎮静を行うことは倫理的な要求である」―さて，読者諸氏はどのように考えられるだろうか。

臨床医としての筆者の個人的な見解は，死亡直前の完全な意識消失の時の苦痛については，「ないとみなしておく」に1票である。もし将来的に，死亡直前期の患者の苦痛の体験が脳画像イメージングなどの先端技術で測定されるようになり，実は苦痛を体験していたということになれば，これまで出会った患者さんたちに（来世で会った時に）謝るしかない，そう思って日々の臨床を行っている。

## 意識があり，さほど苦しくないように見える状態は，本当に苦しくないのか？

以上のように，（患者の反応がほとんど見られないような）持続的深い鎮静下でも，死亡直前の全く意識がないように見える時期においても，苦しいかもしれない可能性を否定できない，という議論がありうる。とすれば，それよりも確実に意識がある，「苦痛がないように見えるし，聞けば苦しくないよとなんとなく返事はするけど，完全にしっかりした意識でもない」時の患者の苦痛はどうなのだろうか。これもまた，これまでに述べてきたように，確実に「苦痛がない」と言いきれるのかどうかははっきりいえない，というのが正直なところである。

## テクノロジーを使った研究を進める必要性

臨床家ならよく「眉間にしわを寄せて眠っている患者」に出会う。そして，その「眉間のしわ」をめぐって，はたして，いま患者は苦しいのか苦しくないのかの議論になる。眉間のしわは苦しいに違いない，いや普段眠っている時からよくしわが寄っている人だった…筆者はそんな時，「ぴたっとおでこにあてると，「苦しさは70」とか出る聴診器ができるといいなぁ」と，よくカンファレンスでつぶやく（誰からもあまり賛意は得られないが）。

しかし，科学の進歩はこれを可能にするかもしれない。現在，進んでいる研究では，（意識が清明な患者で）疼痛や呼吸困難など苦痛を感じる神経回路を徐々に特定しており，活動を観察するところまでたどりつきつつあるようだ[6]。一方臨床では，患者の表情，表現，動作，声などから苦痛があるのかを評価する指標が用いられている（図3）。要は，これらが一致す

るかどうかである。仮に一致することが確認されれば，現在臨床で用いられている評価も妥当だ（"基準関連妥当性がある"という言い方をする）といえる。もし一致しない場合は（あるいは一致してもさらに詳細な定量が必要であると考えれば），ベッドサイドで患者の苦痛体験を定量できるようなテクノロジーの開発が求められる。

それまでの間，臨床家としては，周術期で使用される鎮静・鎮痛の概念を理解した上で，何か患者に不安定な現象が生じればそれは苦痛を体験しているかもしれないと頭のすみに置きながら患者を診察するほうがいい。「鎮静は効いているから（うとうとしているから苦しくないはずだ）」，「死亡前で意識が下がっているから）苦しくないはずだ」と思考停止せずに。

**図3 ● 苦痛を評価する指標：日本語版 DOLOPLUS-2**
臨床で用いられる評価尺度の1つ。患者の行動を点数化し，痛みの強さを測定する。

#### 1. 痛みの訴え

| 程度＼訴えの種類 | 言葉 | ジェスチャー | 声をあげて泣く | 涙が出ている | うめき | その他（具体的） |
|---|---|---|---|---|---|---|
| 0. 訴えがない | | | | | | |
| 1. 聞くと訴える | | | | | | |
| 2. 時々訴える/観察される | | | | | | |
| 3. 常に訴える/観察される | | | | | | |

点

#### 2. 安静時に痛みを防ぐような体位をしている（いつもと異なる体位をするのは，痛みを避け，緩和するためである）。

| 0. 安静時，いつもの体位である（安静時いつもの体位は　　　） | |
| --- | --- |
| 1. 安静時，時々ある体位を避ける | |
| 2. 安静時，いつも痛みを避けるような体位をとっている | |
| 3. 安静時，痛みを避けるような体位を絶えず探している | |

点

〔安藤千晶：コミュニケーション障害を持つ高齢者の痛み行動観察尺度：日本語版 DOLOPLUS-2 の紹介．Palliat Care Res, 11 (3)：910-5, 2016. より抜粋〕

> **Chapter11 のまとめ**
>
> 意識があいまいな患者の苦痛をどう評価するかは難問であるが，鎮静を考える上では根源的課題である。この Chapter では，苦痛の有無を評価するために技術の進歩を取り入れた研究が必要なことを説明した。科学の進歩を待ちたい。

文献

1)
Deschepper R, Laureys S, Hachimi-Idrissi S, et al.: Palliative sedation: why we should be more concerned about the risks that patients experience an uncomfortable death. Pain, 154(9): 1505-1508, 2013.
持続的深い鎮静にある患者でも苦痛がないとは言いきれないと，ベルギーの麻酔医学・神経医学・緩和医学の専門家が指摘。

2)
Davis MP: Does palliative sedation always relieve symptoms? J Palliat Med, 12(10): 875-877, 2009.
緩和ケアの専門家として著名な Mellar P. Davis も同様の意見を発表。

3)
Perkin RM, Resnik DB: The agony of agonal respiration: is the last gasp necessary? J Med Ethics, 28(3): 164-9, 2002.
倫理領域からだが，「下顎呼吸（の前後）でも苦しくないとは断定できないのでは？」との指摘。

4)
Barbato M: Bispectral index monitoring in unconscious palliative care patients. J Palliat Care, 17(2): 102-8, 2001.
死亡直前期の患者の意識をBISモニターで観察した予備的な研究。筋電図の影響もあり本当に意識が測定されているのかどうかという限界もある。

5)
森田達也，白土明美：死亡直前と看取りのエビデンス．pp.8-12，医学書院，2015.
死亡直前の徴候に関する科学的な研究を解説している。

6)
von Leupoldt A, Sommer T, Kegat S, et al.: The unpleasantness of perceived dyspnea is processed in the anterior insula and amygdala. Am J Respir Crit Care Med, 177(9): 1026-32, 2008.
呼吸困難を感じる部位を同定する研究では，fMRIが用いられている。

## Chapter 12 日本人みんなが考えるべきこと： どういう最期の迎え方が いいのか？を真剣に考えよう

### スペインの話：身の置き所のなさは天国に至る，あるべき姿である

　最初に，緩和ケア領域で鎮静の論文を読んでいるとちらほら目にする「なんじゃこりゃ」と思う概念を紹介する。

　スペインでは死亡直前にいわゆる過活動型せん妄（身の置き所のなさ）になった時に，「せん妄だ」，「身の置き所がないから抗精神病薬・鎮静薬を投与しよう」，ということにはすぐにはならないらしい[1]。鎮静のガイドラインに「文化的配慮が必要である」と記載されているのは，このことも含まれているようだ。agonía（アゴニア）というスペイン語があり，その状態にピタリと一致する英語はないという。もともとはキリスト教の言葉だが，宗教的な意味合いよりも土着的な意味合いのほうが大きいようだ。（スペイン語の）辞書では，「意識がだんだん低下してきて，魂が身体から離れていくまでの時間」と定義される。「いま，アゴニアの時期ですよ」というのは，家族にとっても医療者にとっても，明確に「患者さんが亡くなられる時期が本当に近づいてきましたよ」という意味である。そのため，夜間にアゴニアになったからといって，睡眠薬を投与したり，せん妄という診断のもとにハロペリドールを投与したりはしない。「死が近い」，本当だ，と家族全員が認識するための時期として，みんながアゴニアを確認することが重要である（という）。「一息入れる」ことが重要であって，そこに「即，投薬」のような医学的介入は行われない。

　この事実はいくつかの点を世界に教えてくれる。1つは，死亡直前に「身の置き所がない感じ」になる（英語圏ではterminal restlessnessといい，最近では全く同じではないがagitated deliriumと呼ぶことが多い）のは，万国共通であるらしいことである[2]。もう1つ，こちらのほうが鎮静の文脈では重要だが，「何を正常な（望ましい）死の過程とみなすか」は文化に規定されるということである。少なくとも筆者のまわりで，患者が身の置き所のない状態になっている時に，「これはあの世に魂が出ていく途中ですよ」と説明して「ああそうですか，アゴニアですね」と納得する方はいなかっ

たと思う。この説明は「アゴニア」という共通概念があって初めて可能になる。

## 人間らしさ―意識がなければ人間ではないか？

　personhood（人間らしさ）の概念も鎮静の文脈ではよく登場する。近年，これを熱心にまとめたベルギーのMaterstvedt LJらの論説がLancet Oncologyに掲載された（図1）[3]。鎮静の初期の議論でも，鎮静された患者は「生きる屍」(living dead)であり，人間としての価値を奪われているとの論点はあった。人間としての生命はあっても社会的な死である（social death）ともいわれてきた。

　例えば，パスカルの「人間は考える葦である」の哲学に立てば，「考える，人と話せる」ことができなくなった時点で，人間性は失われたとも考えられる。一方で，人は思考や意思疎通だけで人としてあるものではなく，そこにいること，脈打っていること，温かい血が流れていること，家族から求められていること，それも価値である（から，鎮静された患者にも価値がありsocial deathではない）との反論ももちろんある[4, 5]。持続的深い鎮静は通常の場合，呼吸不全や臓器障害に基づくせん妄があるので，長くても数日間続くかどうかである。したがって，その時期に「living dead」を感じる臨床家はいないに違いない。もしこれが精神的苦痛に対して持続的深い鎮静を行って数日間から数週間継続して患者が持続的な鎮静状態に置かれた後に死亡する場合は，確かに「living dead」感があるという人もいるかもしれない―これは「例外的」であり，例外的な事例を大多数の事例の基準に用いることは間違っているが。

図1 ● 人間とは何か？―Lancet Oncologyでの議論による諸説

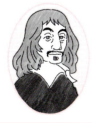

ルネ・デカルト
Thinking substance
: *Cogito, ergo sum*

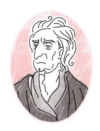

ジョン・ロック
Ability to think and self-awareness "over time"

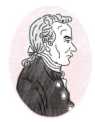

イマヌエル・カント
From conception until death

「人間とは何か？」─鎮静の文脈では，持続的に意識のない人間は社会的な死であるか？─の議論に「正解」はない。臨床家としては，鎮静された患者でもひげが伸びることを目の当たりに見て，また，「いてくれるだけでいいんです」という家族にも多く出会って来た。自己決定や，自分の思考・意思表示を人間の根幹と考える文化とアジアの文化ともまた違うのかもしれない。ここでは視点を提供するにとどめたい。

## 日本の話：「眠るように」は，いい最期？

　本書では，いくつかの切り口で鎮静は「いい最期」に貢献しうるのかを考えてきた。

　鎮静の是非を考えることは，大きくいえば，結局，日本人にとって，いい最期（望ましい最期，望む最期，普通の死の過程）とはいったいどのようなものなのだろうか，という議論に帰着する。本書では，鎮静の考え方の基盤が相応性であることを繰り返して主張した。相応性が基盤ということは，日本文化の中において，「確かにそれは相応して妥当だろう」といえるかどうかにかかっている。日本人にとってどうかの議論をするために，ここで，日本人にとっての望ましい最期の研究をいくつか振り返りたい。

　2005年前後，これまで治療する側の視点で論じられていた死亡直前のquality of life（今日ではquality of death and dyingといわれることが多い）を，患者の視点から見つめ直したほうがいいのではないかという動きが起きた。身体・心理・社会・スピリチュアルという聞き慣れたquality of lifeの下位概念は，そもそも，医療者（こちら側）が想定したものである。筆者は，「僕には社会的な痛みがあります」と患者自ら言った場面に出会ったことがない。患者はもっと，患者自身の言葉で自分にとって何が大事かを教えてくれる。

　我が国においても，患者自身のインタビューによって初めて，日本人にとっての望ましい最期（good death）を明らかにする試みが行われた[6]。その結果は，その後この研究をもとに作成された評価尺度がいろいろな調査研究・介入研究・多国間比較研究で用いられる成果を得た。複数回に及ぶ大規模な調査研究の末，日本人にとってのgood deathは18の領域が含まれると（とりあえず）結論された[7]。これらには，多くの患者が共通して希望するもの（「苦痛がない」，「望んだ場所で過ごす」，「医療者とよい関係である」，「希望や楽しみがある」，「負担にならない」，「家族とよい関係でいる」，「自分のことが自分でできる」，「落ち着いた環境である」，「人として大事にされる」，「心残りがない」）と，重要視するかあまり重要でないと考え

るかは個人によって分かれるもの(「自然な最期である」,「伝えたいことが伝えられる」,「生きている価値を感じる」,「病気や死を意識しないで過ごせる」,「できる限りの治療を受けられる」,「他人に弱った姿を見せない」「先々のことを自分で決められる」,「信仰に支えられる」)がある。もちろん,望ましい最期は人によって異なり,これですべて網羅されているわけでも,これがすべてだというわけでもないが,平均的な結論として理解していただきたい。

　やや細かくなるが,すべての項目を一覧にしてみた(図2, 3)。鎮静の文脈では,痛みがないこと―90%が希望,意識がしっかりしていること―90%が希望,お別れが伝えられること―75%が希望,自分が死ぬことを意識せずにいられること―53%が希望,安楽死のように死の時を自ら決めることができること―57%が希望といったところが重要であろうか。この種の調査では,項目のトレードオフ(痛みを取るために眠くならざるをえないとしたら,どの程度まで「両方大事なもの」を妥協できるか)のような検討ができないのが最大の弱みである。

　さらにこの研究では,「眠るように最期を迎える」,「ぽっくり最期を迎える」,「お任せで最期を迎える」という3つの「よく聞くいい最期像」が,痛みがないなどのgood death項目のどれと相関が高かったかを調べている(表1)。「ぽっくり最期を迎えたい」―負担にならずに,死を意識しないで過ごしたい,はわかる。「お任せで最期を迎えたい」―死を意識しない,もわかる。しかし,一見して「あれ?」と思うのは「眠るように最期を迎えたい」がかなりの数のgood deathの項目と同じように相関していることである。つまり,「眠るように最期を迎えたい」というのは,「全般的にいい最期を迎えたい」という意味の日本語であり,言葉通りに眠った状態で最期を迎えたいという意味ではないかもしれない(Dying as one sleeps would be an expression describrinbing an overall good death in Japan, and not they litelally want to die in their sleep),当時,筆者らはそう結論した[7]。

　この知見は興味深い。確かに,「本当に眠ったような最期でよかったです」とおっしゃる遺族にはよく出会う。でも,医師から見たら「ん? 眠ってはいなかったような…」(つまりは,医学的な鎮静がかかってはいなかった)ということはしばしばある。眠るように最期を迎えられたというのは,苦しくもなくて,意識が(自然経過にしろ,薬剤の影響にしろ,とにかく意識がある間に)何かしら家族と話したり,思い出を残すこともできて,精神的に穏やかで,みんなが落ち着いて最期を迎えられました,ということを単に表現する代替語なのかもしれない。

　このような研究は,何か比較軸を持つと解釈がしやすくなることがある。

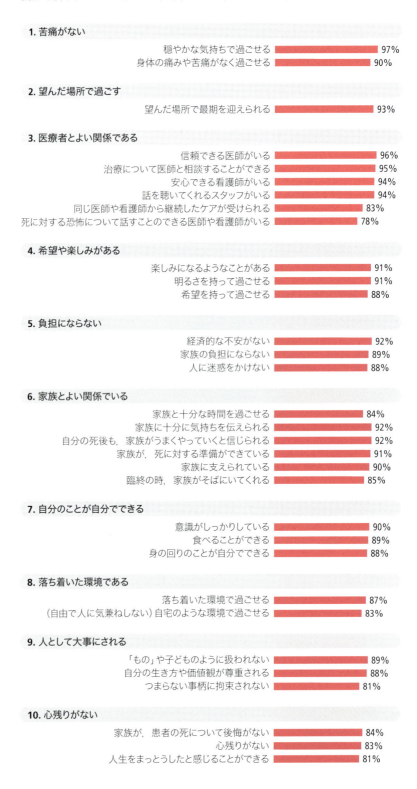

図2 ● 日本人にとっての望ましい最期（共通して希望される項目）

医師からの視点であるが、東アジアで緩和ケアを実践している医師を対象に行われた国際研究の結果を共有する（図4）[8]。この研究では、東アジア3国の医師が考えるgood deathの要素を比較した。日本の医師は、韓国・台湾の医師と比べて症状緩和、自己決定を重視するが、死に備えておくこと、信仰があることは重視していない。「意識が保たれている」については、現実的に死亡直前には意識が混濁するという現実があるためか、すべての国で必要と思う医師は相対的には少なかった。しかし、韓国では日本より

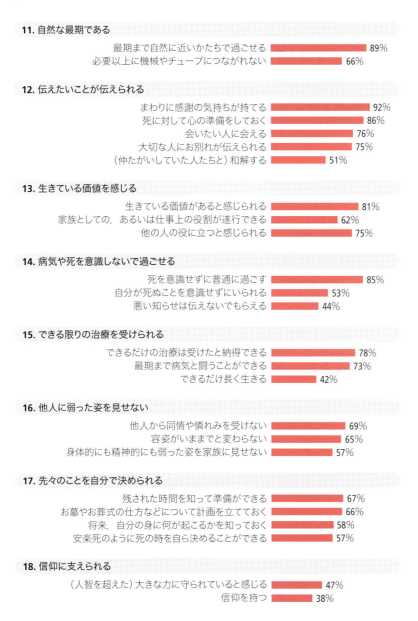

図3 ● 日本人にとっての望ましい最期（個人によって分かれる項目）

その割合が高く，家族が患者の意識を下げる方法を望むことが少ないという経験が影響していると韓国の共同研究者は解釈していた。

多くの日本人は，(当然ではあるが)，苦痛がなく，かつ，意識も保った状態で最期を迎えたいと思っている。鎮静の問題はそれらが両立しない時にどのような方法を望んでいるかという点であり，より現実に即した「国民的議論」を筆者は促したい。

表1●いい最期像「眠るように」，「ぽっくり」，「お任せ」と，good death 概念との相関

|  | 眠るように (93%)* | ぽっくり (77%)* | お任せ (59%)* |
| --- | --- | --- | --- |
| 苦痛がない | 0.36 | | |
| 医療者とよい関係である | 0.40 | | |
| 希望や楽しみがある | 0.34 | | |
| 負担にならない | 0.35 | 0.30 | |
| 家族とよい関係でいる | 0.32 | | |
| 自然な最期である | 0.31 | | |
| 病気や死を意識しないで過ごせる | 0.39 | 0.33 | 0.36 |

＊ 希望する頻度

図4●東アジア3国における望ましい最期感の比較

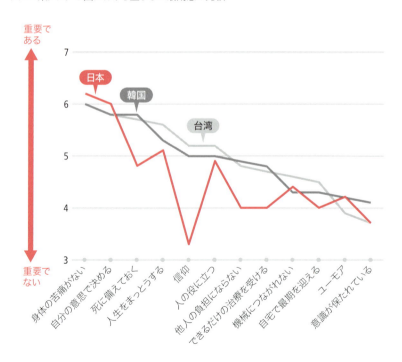

## 精神的苦痛に対する鎮静は，ありかなしか

　鎮静におけるグレーゾーンの話題として1点，「**精神的苦痛に対する鎮静は，ありかなしか**」について考察したい。

　鎮静についての初期の議論では，身体症状と精神的苦痛は区別されて議論されていた。呼吸困難，せん妄に持続的鎮静を行うのはいいが，精神的苦痛にはよくないのではないか，少なくとも例外的ではないか，と表現されてきた。しかし，最近，鎮静の対象となる苦痛として精神的苦痛（特にいわゆる実存的苦痛，生きている意味や尊厳の喪失，国内ではスピリチュアルペインといわれる）を挙げている報告が多くなってきた。

　精神的苦痛に対する鎮静の是非をここで挙げるのは，鎮静をどの範囲まで拡大して適用していいと考えうるかの試金石になりやすいからである。実際，諸外国で安楽死や自殺幇助の対象となっているのは「耐えがたい痛み」でもないし，身体的苦痛では必ずしもない。そもそも身体的苦痛であれば，持続的深い鎮静を実施すれば（議論は多少あるにせよ）完全な麻酔状態を得ることはできて苦痛そのものを感じないはずである。にもかかわらず，安楽死や自殺幇助，持続的鎮静の対象となる「緩和できない精神的苦痛」はある[9, 10]。患者の病前から持っていた価値観から「もう十分生きた」と考える場合，逆に不安や恐怖からパニックになる場合，脳転移など器質的原因の場合，病前からの精神疾患の場合など，一口に精神的苦痛といっても多様である。

　相応的に考えて，緩和できない精神的苦痛，特に，余命が週の単位から月の単位の患者に対して鎮静を行うことはグレーゾーン（慎重な検討が必要）である。もし実施するとなると，それは「相応だから」ということになるが，日本人の感覚として「相応な場合」というのはありうるだろうか。

　精神的苦痛を別に扱うのはおかしいとする論者の意見を挙げておく[11]。

　1つめ。精神的苦痛でも身体的苦痛と同じくらいにつらいので，身体的苦痛のみを鎮静の対象とするのはおかしい。

　2つめ。もともと，人の苦痛（suffering）とは身体の痛みと心の苦痛の入り組んだものである。痛みがあれば精神的苦痛も強まり，精神的苦痛があれば痛みも強まる。この相互の関係を考慮に入れずに，これは痛みに対する鎮静，これは精神的苦痛に対する鎮静と区別することは本来的に不可能ではないか。ホスピスケアの根本である「人をトータルに理解しよう」という理念から，大きく逸れ始めていないか。

　3つめ。そもそも実存的苦痛は医学的介入の対象ではないのではないか。

▼精神的苦痛に対する鎮静
精神的な苦痛のためだけに持続的深い鎮静を受けた患者の頻度は1％前後である，という研究結果をp.83で取り上げている。

人が死を迎える時にこれまで生まれてきて意味がなかった，さびしい，尊厳がないという苦痛（苦悩，suffering）を持つのは当然のことである。ホスピスケアはそれに対して，薬物介入ではなく，人の存在や誠意や思いやりで対応しようとしていたはずである。簡単にいえば，実存的苦痛は持続的深い鎮静の（医学的介入の）適応ではないのではないか。

この課題に対する明確な回答はない。鎮静がよって立つ根本的な倫理原則はproportionality（相応性）である。多くの臨床家が，余命いくばくもない患者の（手を尽くしても継続する）生きている意味がないほどの精神的苦痛と，そのために強められている身体的苦痛に対しては鎮静の適応を少し考えるかもしれないが，歩行し食事をしている余命が数か月ある患者が同じ程度の精神的苦痛を持っていても「じゃあ持続的深い鎮静の適応に」とは考えないだろう。

「他の国の土地は神様が作られたが，オランダの土地（ポルダー）は自分たちが作った」といわれるオランダの合理主義的風土と，他のヨーロッパ諸国，アジア圏，日本では置かれている法的状況，医療制度，文化が異なっており，私たちは自分たちで（正解ではなくとも，完全には合意できなくても）「とりあえずは合意できる点」を見つけるしかない。精神的苦痛に対する鎮静の是非を考えることは，鎮静のグレーゾーンのどこを許容しうるのかという国民的議論の（難しい）試金石になりうると考える。

▼proportionality（相応性）
「好ましくない結果を許容できる相応の理由がある」ならば，倫理的に妥当であるとするのが，相応性原則である。p.47, 53に詳しい。

**Chapter12 のまとめ**

このChapterでは，いくつかの視点を提供した。当然のことながら，筆者にいえるのは，「どういう最期の迎え方がいいのか？　を真剣に考えよう」ということであり，「どういう最期の迎え方がいい」ではない。国民的議論がしっかりとした足場の上に立ち上がることを期待する。

文献

1）
Núñez Olarte JM, Guillen DG: Cultural issues and ethical dilemmas in palliative and end-of-life care in Spain. Cancer Control, 8(1): 46-54, 2001.
スペインの望ましい最期でのせん妄（身の置き所のなさ）の意味について書いてある。

2）
特集：終末期の身の置き所のなさの緩和ケア．緩和ケア，25(2)，2015.
「身の置き所のなさ」の歴史的経緯や臨床的対応がまとまっている。

3）
Materstvedt LJ, Bosshard G: Deep and continuous palliative sedation (terminal sedation): clinical-ethical and philosophical aspects. Lancet Oncol, 10(6): 622-7,

2009.
鎮静における「人間らしさ」論争を正面から取り上げた。

4)
Krishna LK: Personhood within the context of sedation at the end of life in Singapore. BMJ Case Rep, 2013: pii: bcr2013009264.
「考えられなくなったから人間ではない」ということはないだろうという反論：アジアからのもの。

5)
Hasselaar J, Verhagen S, Reuzel R, et al.: Palliative sedation is not controversial. Lancet Oncol, 10(8): 747-748, 2009
「考えられなくなったから人間ではない」ということはないだろうという反論：ヨーロッパからのもの。

6)
Hirai K, Miyashita M, Morita T, et al.: Good death in Japanese cancer care: a qualitative study. J Pain Symptom Manage, 31(2): 140-7, 2006.
望ましい最期に関する最初の取り掛かり：質的研究。

7)
Miyashita M, Sanjo M, Morita T, et al.: Good death in cancer care: a nationwide quantitative study. Ann Oncol, 18(6): 1090-7, 2007.
望ましい最期の構成要素（18の領域）の確定：量的研究。「眠るような最期」にも言及されている。

8)
Morita T, Oyama Y, Cheng SY, et al.: Palliative care physicians' attitudes toward patient autonomy and a good death in east asian countries. J Pain Symptom Manage, 50(2): 190-9.e1, 2015.
同じ東アジアでも国によってgood deathに対する考えは違う。

9)
Anquinet L, Rietjens J, van der Heide A, et al.: Physicians' experiences and perspectives regarding the use of continuous sedation until death for cancer patients in the context of psychological and existential suffering at the end of life. Psychooncology, 23(5): 539-46, 2014.
精神的苦痛に対する持続的鎮静の頻度が増えているのを受けて，鎮静の対象となる精神的苦痛とは何かを明らかにしている。

10)
Swart SJ, van der Heide A, van Zuylen L, et al.: Continuous palliative sedation: not only a response to physical suffering. J Palliat Med, 17(1): 27-36, 2014.
精神的苦痛に対する鎮静を実施する上では，患者の予測される余命が重要であるとの医師・看護師の見解を明らかにしている。

11)
Papavasiliou EE, Payne S, Brearley S, on behalf of EUROIMPACT: Current debates on end-of-life sedation: an international expert elicitation study. Support Care Cancer, 22(8): 2141-9, 2014.
精神的苦痛に対する鎮静の是非の意見はいろいろである。

# Epilogue 現場のもやもやをすっきりさせる
## 最初の事例に立ち返る

　ここまで一気に読んだ読者もいるかもしれないし，頭が疲れて途中で何回か休憩した読者もいるかもしれない。読んでくれたことに感謝したい。ここで，本書のPrologueで見た情景を再び振り返って，もやもやが減るものかどうか試してみる。

###  通常の治療か鎮静か ──呼吸困難に対するモルヒネと鎮静薬（表1）

**患者の設定**
- 肺全体に腫瘍が広がり，治療抵抗性の呼吸不全をともなう呼吸困難がある
- （意識を保つ程度の）モルヒネの少量投与では，苦痛が緩和されない

　この事例で現実的にとる選択肢は，下記の4つくらいであろう。
❶ そのまま経過を見る
❷ 意識が低下したとしてもモルヒネを増量する
❸ ミダゾラムを少量追加する（どの程度意識が低下するかは苦痛の取れ方による。少しですむかもしれないし，結果的に昏睡になるかもしれない）
❹ 患者の意識がなくなるようにミダゾラムを追加する
　それぞれの選択に対する筆者の考えを述べる。

**少量のモルヒネで緩和できない場合の選択肢❶**
**そのまま経過を見る**

　患者や家族がこれ以上の緩和治療を希望していないなら選択肢にはなるが，苦痛の緩和を求めているのであれば，現代では「医師として必要な治療を行っていない（undertreatment）」とみなされるだろう。「これ以上は寿命が縮まるからモルヒネは増やせません」という現象は，本当に呼吸数が減少しているような状況でなければ，現実には生じないことをここまでに

表1 ● 呼吸困難に少量のモルヒネが効果のない場合

| 具体的な臨床の行為 | 「グレー」度 | 対応する概念 |
|---|---|---|
| 緩和治療をそれ以上行わないで，徐々に二酸化炭素が蓄積して意識が低下するのを「待つ」 | ●生命予後の短縮の可能性という点ではシロ<br>●医師としての責任という点ではクロか | 緩和治療の undertreatment |
| 意識が低下してもやむをえないと考えて，呼吸困難が取れるまでモルヒネを増量する | シロ | 通常の緩和治療，副次的鎮静という人もいる |
| モルヒネだけでは効果が不十分と判断して，ミダゾラムを少量追加する（患者の意識が下がることを想定するが，傾眠で止まればそれでよしとする） | シロ | 通常の緩和治療，副次的鎮静，段階的な鎮静。結果的に患者の意識がなくなれば，持続的深い鎮静と呼ぶ人もいる |
| モルヒネだけで効果が不十分と判断して，ミダゾラムを患者の意識が完全になくなるまで追加する | ●苦痛が強ければシロ<br>●モルヒネの増量が不十分か苦痛がそれほどでもなかったり患者の意思があいまいだと少しグレーが混じる | 迅速な深い鎮静，持続的深い鎮静 |

見てきた。モルヒネや鎮静薬は，呼吸数が維持されている患者において使用する場合，生命を短縮する根拠はないため，「これ以上使うと寿命が縮まる」ことはない（呼吸困難の時には呼吸数が多いから）。

時々，「苦しいのは一時なので（このまま数時間がんばりましょう）」という説明をする医師がいることを筆者は知っている。これも**スペインのagonía**の事例で見たように，患者・家族の価値観として了解されていれば，それは「あり」だろう。逆に，患者・家族の価値観として「一時的でも苦しいのは取ってほしい・取ってあげたい」と思っているならば，医療者の価値観の押し付けになる。特に，終末期の意識が混濁している状態でも人間は苦痛を感じている可能性を，いまの科学では否定しきれない。すなわち，患者・家族の価値観が，「苦痛があるかないか疑わしいなら，取ってほしい」という価値観であるならば，何らかの手を施すのが医師の役割であると筆者は考える。

▼スペインのagonía
スペインでは，死亡直前の「身の置き所がない」状態を「アゴニア（agonía）＝魂が身体から離れていくまでの時間」ととらえ，治療すべきものとは考えられていない。これはp.148で述べた，文化に規定された概念である。

### 少量のモルヒネで緩和できない場合の選択肢❷<br>意識が低下したとしてもモルヒネを増量する

おそらく最も一般的な選択肢である。

この行為を鎮静と呼ぶか通常の治療と呼ぶかは大きな問題ではない。鎮静の定義を医師の「意図」で定義する限りにおいて，意見が一致しないため「これが鎮静かどうか」を議論することは実りの多いことではない。主流的な考えでは，モルヒネが呼吸困難を和らげる効果があるのだから，モ

ルヒネの増量は通常の緩和治療であり，患者の意識がそのため（かどうかすら実際はわからないが）に下がったとしても，緩和治療にともなう許容範囲の作用と考える人が多いだろう。この状態に対して，特に日本では**副次的鎮静**という言い方がされてきたが，これも医師の意図による定義であるので，名称にこだわる必要はない。

どう呼称しようと，重要なのは，少量のモルヒネで緩和しない呼吸困難に対して，薬効があると考えられるモルヒネを苦痛が取れるまで増量することは適切な緩和治療だということである。患者によっては増量の途中でそれほど眠くない範囲で呼吸困難が和らぐかもしれないし，呼吸困難が和らぐまで増量して，結果的に患者の意識が低下してやっと呼吸困難が和らぐかもしれない。いずれもいまのところ通常の緩和治療であるが，将来的には，どれくらいの幅でどれくらいの量のモルヒネを投与するかという一定のプロトコールができると思われる。

めったにないことであるが，モルヒネの増量を行っている時に呼吸数が減少したが，なおも患者が苦痛を訴えている場合はどうか。薬学的に，呼吸抑制が生じるのは，意識低下を上回る血中濃度までモルヒネが投与された時であるので，意識が残りながら呼吸数の低下だけ起きることは生じえない。しかし，使用している併用薬の影響も含めて起こることはまれにありうる。この場合も，モルヒネや鎮静薬を継続することはシロである。**古典的な二重効果の原則**に該当する。

▼副次的鎮静
日本のガイドラインでは，副次的鎮静も鎮静に含めている。国際的には，通常の症状緩和とみなされる。鎮静の定義のところ（p.25）で述べた。

▼古典的な二重効果の原則
薬剤によって生命予後が短縮されるとみなされる時に，倫理的に許容するために二重効果の原則による説明が試みられる。p.46参照。

### 少量のモルヒネで緩和できない場合の選択肢❸ ミダゾラムを少量追加する

どれくらいのモルヒネで「効果がない」と判断するかのエビデンスがないので，現状，まちまちの判断になってしまうが，ある程度モルヒネを増量しても効果がない時にミダゾラムを併用することは，現実的にしばしば行われる。特に，これまで見てきたように，ミダゾラムは「ただ眠らせる」だけではなく，呼吸困難自体に対する作用があるとの（まだ確実ではないが）エビデンスがある。したがって，ミダゾラムを少量から投与するのは，呼吸困難を和らげるという点において，モルヒネの増量と同じ意味がある。患者によっては増量の途中でそれほど眠くない範囲で呼吸困難が和らぐかもしれないし，呼吸困難が和らぐまで増量して，患者の意識が低下してやっと呼吸困難が和らぐかもしれない。こう考えると，ミダゾラムの追加は通常の緩和治療の一環ともいえる。

医師の意図で鎮静を定義する立場に従えば，「医師が苦痛緩和は意図していたけれど意識の低下は意図していない」と主張すれば通常の緩和治療，

医師が「苦痛緩和にともなって意識が低下することを意図していた」と言えば副次的鎮静，ということになる（ミダゾラムが呼吸困難に有効であると考えるなら）。意図ではなく，ミダゾラムの投与方法に注目すれば，段階的な鎮静と呼ばれる。さらには，「結果的に深い鎮静になった」ならばその結果を重視して，持続的深い鎮静と呼ぶことも現状では一般的である。

　1つの医療行為にさまざまな名称が付くことは，繰り返しになるが，行為が医師の意図によって定義されるからである。意図による定義をやめて，行為そのものを見よう。呼吸不全による呼吸困難で患者の余命は日の単位であることが確実である，モルヒネに効果がない，呼吸困難が取りきれない，患者が苦しみながら最期を迎えるのを望まない（最後は楽にしてほしいと言っていた），この状況下で，モルヒネに加えてミダゾラムを加えることは，（少なくとも筆者にとっては，確実に）「相応的に」正しい緩和治療である。**相応性**の基準として，順に，患者の全身状態（日の単位であること），苦痛が治療抵抗性であること（モルヒネの少量投与で緩和できないこと），患者の希望が明確なこと，が記載されていることに注意してほしい。この行為が通常の緩和医療なのか，副次的鎮静なのか，持続的深い鎮静なのかという言葉ではなく，本質そのものを見てほしい。

▼相応性
「好ましい結果を許容できる相応の理由がある」ならば，その行為は倫理的に許容される，という相応性原則は，鎮静の倫理原則の中核となりうる。p.47, 53で鎮静における相応性原則の概念について述べている。

### 少量のモルヒネで緩和できない場合の選択肢❹
### 患者の意識がなくなるようにミダゾラムを追加する

　ここで，Prologueでは扱わなかったもう1つのミダゾラムの使用方法を考えてみる。徐々にミダゾラムを投与するのではなく，急速に患者の意識が低下する（と医学的に考えればわかる）方法をとるとしよう。例えば，投与開始時にミダゾラムの早送りを患者が確実に就眠するまで何回か繰り返す，患者が眠れるまで初期投与量を多めにローディングする，ミダゾラムの点滴を併用する，などである。このような状況は，患者が「苦しくて苦しくて」，じっとしていられない時である。ミダゾラムをゆっくり持続投与する時よりも，さらに患者の苦痛が強い時といってよい。

　この場合は，医師の意図が何であれ，ミダゾラムの投与方法は患者の意識を低下させることが目的とされていただろうなと（医学的に推定される）方法であって，迅速な深い鎮静，持続的深い鎮静と呼ぶだろう。それであっても，相応性原則を頭の中でイメージするならば，この行為は「相応的に正しい」緩和治療であると考える読者が多いことを筆者は信じる。呼吸不全で余命は日の単位であることが確実である（このような状況では時間の単位かもしれない），モルヒネには効果がないし，ゆっくりミダゾラムを投与していたのでは目の前の苦しさに間に合わない（ほど苦しい），患者

が最後は楽にしてほしいと（繰り返して）言っていた，この状況下で，ミダゾラムで患者を昏睡に導くことは「相応的に」正しい緩和治療でシロである。

仮に，どこかに，「シロでない部分」を探すとするならば，相応性の要素のうちどれかがはっきりしない場合は，少しのグレーは混じるかもしれない。例えば，余命が日の単位とも言いきれない，モルヒネの増量で苦痛が「少し待てそうな感じ」でモルヒネやミダゾラムの少しずつの増量でも対応できるかもしれない，患者の意思が微妙にあいまいではっきりしない，このような場合では少しグレーが混じるといってもよい。その場合は，他の方法をとることが「より適切（相応的）」である。

##  通常の治療か鎮静か ──せん妄に対する抗精神病薬と鎮静薬（表2）

### 患者の設定
- 肝不全によるせん妄症状があり，（おそらく）患者は苦痛を感じている
- 少量（通常量）の抗精神病薬では効果がなく，せん妄症状がおさまらない

この事例で現実的にとる選択肢として，次の4つを検討する。
❶ そのまま経過を見る
❷ 意識が低下したとしても，抗精神病薬を増量して睡眠薬を間欠的に投与する
❸ ミダゾラムを少量追加する（どの程度意識が低下するかは苦痛の取れ方によって少しで済むかもしれないし，結果的に昏睡になるかもしれない）
❹ 患者の意識がなくなるようにミダゾラムを投与する

### 少量の抗精神病薬で緩和されない場合の選択肢❶ そのまま経過を見る

まさにスペインでいうagoníaの状況である。「そのまま経過を見る」は日本でも地域によってはあるかもしれない。せん妄（と呼ばれる状態）に対して，日本では家族の22%が（医師や看護師には口に出さないけれども）「あの世からお迎えが来ていることの現れ」と回答している（図1）[1]。この議論の根本は，「そもそもせん妄は苦しいのか」という点に戻り，現代の科学では意識が混濁した状態の**患者がどの程度苦痛を体験しているのか**はわかっていないことは，これまでに見てきた通りである。「せん妄は苦しい

▼患者がどの程度苦痛を体験しているのか
「意識」の状態はある程度定量できるが，「苦痛があるか」はわからない。p.142参照。

ものではない」との説明の上に経過を見るというのも患者・家族がそう考えるならありうるだろう。一方,「苦しいかもしれないなら苦痛を緩和してほしい」という価値観を持っていれば(こちらのほうがおそらく現状では多いように筆者は思うが),呼吸困難と同じようにやはりundertreatmentと解釈される。

表2 ● せん妄に少量の抗精神病薬が効果のない場合

| 具体的な臨床の行為 | 「グレー」度 | 対応する概念 |
| --- | --- | --- |
| 緩和治療をそれ以上行わないで,徐々に臓器不全と脱水で意識が低下するのを「待つ」 | ・生命予後の短縮の可能性という点ではシロ<br>・医師としての責任という点では一般的にはクロ | 緩和治療のundertreatment<br>価値観によっては許容 |
| 緩和治療として抗精神病薬を増量して,夜間や症状の強い時に睡眠薬を短期間用いる(そのためか全身状態の悪化のため区別できないが)意識が低下する | シロ | 通常の緩和治療,副次的鎮静,間欠的鎮静という人もいる |
| 抗精神病薬と間欠的な睡眠薬だけで効果が不十分と判断して,ミダゾラムの持続注射を少量追加する(患者の意識が下がることを想定するが,傾眠で止まればそれでよしとする) | シロ。ただし,ミダゾラムの持続投与でかえってせん妄を悪化させる可能性がある | 通常の緩和治療,副次的鎮静,段階的な鎮静。結果的に患者の意識がなくなれば,持続的深い鎮静と呼ぶ人もいる |
| 抗精神病薬と間欠的な睡眠薬だけで効果が不十分と判断して,ミダゾラムを患者の意識が完全になくなるまで追加する | ・苦痛が強ければシロ<br>・患者の余命の判断があいまい,前治療が不十分,患者の意思があいまいだと少しグレーが混じる<br>・余命が週や月の単位の場合は,再評価をしなければクロ | 迅速な深い鎮静,持続的深い鎮静 |

図1 ● 家族から見たせん妄の意味付け

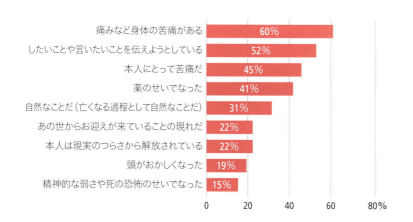

### 少量の抗精神病薬で緩和されない場合の選択肢❷
### 意識が低下したとしても，抗精神病薬を増量して睡眠薬を間欠的に投与する

　通常の緩和治療である。終末期だけでなく，集中治療や術後など多くの状況で用いられている。

　抗精神病薬を全体に増量することに「患者の意識を下げる意図がある」と考えれば副次的鎮静，睡眠薬を日中に使用することを（通常，睡眠薬は夜間にしか用いないので）間欠的鎮静と呼ぶ人はいるかもしれない。いずれにしろ，通常の緩和治療である。

### 少量の抗精神病薬で緩和されない場合の選択肢❸
### ミダゾラムを少量追加する

　ミダゾラムの持続投与は，せん妄に対しては中途半端に意識を低下することでかえって悪化させる可能性があるため，「少しだけいく」には医学的にそもそも慎重な意見もある。しかし，terminal restlessness（身の置き所がない感じ）に対して少量からミダゾラムを使用するという実践は伝統的にある。

　この場合，呼吸困難と同じように，不安・落ち着かなさに対して使用していると考えるので，患者によっては増量の途中でそれほど眠くない範囲でせん妄症状が和らぐかもしれないし，落ち着かなさがなくなるまで増量した結果，結果的に患者の意識が低下してやっとじっとしていられる状態になるかもしれない。落ち着かなさに対する薬物療法として，症状の程度に応じてミダゾラムを投与した―こう考えると，ミダゾラムの追加は通常の緩和治療の一環である。

　呼吸困難と同じように，医師の意図によって鎮静を定義する立場に従って考えると，医師が意図的に患者の意識を下げると考えて投与している（とみなされる）なら，（ミダゾラムがせん妄・落ち着かなさに有効と考えれば）副次的鎮静と呼ぶ。意図ではなくミダゾラムの投与方法に注目すれば，段階的な鎮静ということになる。さらには，「結果的に深い鎮静になった」ならば，持続的深い鎮静と呼ぶだろう。

　いずれにしろ，臓器不全で患者の余命が短いこと，せん妄はおそらく患者にとって苦痛で，それを和らげる他の方策が尽きたこと，患者や家族が苦痛の緩和をさらに希望しているなら，「相応的に」正しい緩和治療である。鎮静かどうかに焦点を絞って議論することには意味がない。

### 少量の抗精神病薬で緩和されない場合の選択肢❹
### 患者の意識がなくなるようにミダゾラムを追加する

　ミダゾラムの少量の持続投与は，せん妄に対しては中途半端に意識を低下することでかえって悪化させる可能性がある―この立場に立てば，せん妄に対してミダゾラムを投与する時に，そもそも「うすく（少しだけ）いく」選択肢はない。「しっかりと患者が眠れるように」投与しなければ，緩和治療として（医学的に）成り立たない。

　このような臨床的な場合は，睡眠薬を数時間投与すると患者は休むことができる，しかし，目を覚ますと（コミュニケーションが成り立つわけではないが）また幻覚や興奮があって，また睡眠薬を使用して眠る…の繰り返しになっている時である。もう「うとうと」はしているが，それではせん妄症状が取りきれない。そのような時に，ミダゾラムを「患者が眠れる量まで」投与する。呼吸困難の時と同じように，急速に患者の意識が低下する（と医学的に考えればわかる）方法で，つまりは，投与開始時に患者がしっかり眠れるまで早送りを何回か繰り返す，眠れるまで初期投与量を多めにローディングする，ミダゾラムの点滴を併用する，などで使用する。

　この場合，医師の意図は「意識を低下させること」と考えやすい。迅速な深い鎮静，持続的深い鎮静と呼ぶだろう。そして倫理的根拠は相応性である。すなわち，臓器障害で余命は日の単位であることが確実である，抗精神病薬の効果がなく，ゆっくりミダゾラムを投与していたのでは目の前の苦しさに間に合わない（ほど患者が落ち着かない），患者が最後は楽にしてほしいと（確実に）言っていた，この状況下で，ミダゾラムで患者を昏睡に導くことは「相応的に」正しい緩和治療でシロである。

　呼吸困難の場合と同じであるが，仮に，どこかに「シロでない部分」を探すとするならば，相応性の要素のうちどれかがはっきりしない場合は，グレーは混じるかもしれない。例えば，余命が日の単位とも言いきれない（臓器障害が回復しないとは言いきれない），ミダゾラムを少しずつ増量しても対応できるかもしれないくらいのせん妄症状である，患者の意思が少しあいまいではっきりしない，このような場合では程度によってグレーが混じるといってもよい。

　せん妄は呼吸困難と違って，いろいろな原因で起こりうる。せん妄の原因が臓器不全かどうか明確にできないこともある点が，相応性の点からは呼吸困難とは異なる。患者の余命を予測するためには，PPIのようにせん妄が指標に含まれる尺度を「用いない」ことが重要である。せん妄があること自体がPPIでは生命予後が短いとする根拠として大きく加算されるた

▼PPI
PPI, PiPS modelなどの予後予測尺度については，p.128で取り上げた。

めである。本来PPIには，せん妄は「臓器障害のないものは除く（薬物単独によるものなど回復可能なものを除く）」と注釈があるが，この解釈自体が難しい。PiPS modelのような客観指標の多い予後予測尺度を用いて，患者の余命を予測する。

　余命予測が週の単位ということならどうか？ 月の単位ということならどうか？ 相応的に持続的深い鎮静は「適切でない」選択肢になる（と筆者は考える）。絶対的ではなく，相応的に，なる。そのような場合では，いま目の前のせん妄状態に対してミダゾラムを使用して深い鎮静をもたらすことを緊急避難的に行うことは，妥当な緩和治療である。しかし同時に，患者の水分・栄養摂取量が極端に減るなら輸液を施行することを検討したほうがいいし，数日間鎮静された場合には徐々に鎮静を浅くすることを考えたほうがよい。つまりは，相応的に持続的深い鎮静が不適切な場合には，定期的に評価し直すことが必須であり，これが国内外の鎮静ガイドラインに定めるところの「鎮静の適応の再検討」というものである。グレーゾーンの状況で一度持続的深い鎮静になったからといって，「死ぬまで鎮静を続けるぞ」と変更を全く予定しない行為はクロである。

## Case 3　通常の治療か鎮静か，ひょっとして安楽死？——疼痛に対するモルヒネと鎮静薬（表3）

### 患者の設定

- 仙骨に大きな腫瘍が浸潤し，電撃的な難治性疼痛がある
- WHO方式でオピオイドを増量するだけでは痛みが取りきれない
- 使用可能な薬剤，神経ブロックなどの鎮痛手段でも，十分な効果が得られない

　Case3では，臓器に問題のない患者の疼痛を取り上げた。肝臓・肺・脳といった主要な臓器に転移はなく，生命予後的には痛みさえなければ数週から数か月が見込めそうである。手を変え品を変え，各種鎮痛薬や神経ブロックを実施したが，完全な除痛には至らなかった（と書くと，「いや，俺がやったらもっと痛みが取れる」と言う人がいそうだが，それは置いておいて，全国のどこかには確実に存在するそのような場合を想定する）。

　現実的にとる選択肢として，次の4つを検討する。

❶ そのまま（ある程度の鎮痛で——患者は完全には満足していないが）経過を見る

❷意識が低下するのを前提として，モルヒネを増量する（せん妄が生じれば少量の抗精神病薬と間欠的な睡眠薬で対応する）

❸モルヒネを増量してせん妄になり，せん妄が通常の方法で緩和できなかったので患者の意識がなくなるまでミダゾラムを投与する

❹患者の意識が明確にあるうちに，意識がなくなるまでミダゾラムを投与する

### WHO方式で鎮痛できない時の選択肢❶
### そのまま（ある程度の鎮痛で──患者は完全には満足していないが）経過を見る

　ある程度の…といっても状況によりけりではあるが，患者がそこそこ耐えられるのならば，完全に除痛できなくても完全な除痛は当面目指さない（目指せない）という考えは，患者の余命が月単位といった長い場合には相応的にありうると筆者は考える。この間，時間が許されているので，地域や全国の疼痛専門家（ペインクリニック専門医）と相談しながら，あれやこれやの手を相談していくことになる。

　筆者は，腕神経叢合併切除を行い「がんは治ったけど，痛みは残る」という患者をみる機会が多い。いわゆる慢性疼痛である。ペインクリニック専門医は，がん患者のみならず慢性疼痛の患者を多くみるので，交通外傷で下肢切断後に痛みだけが残っている（身体は元気），帯状疱疹になって

表3● 疼痛にWHO方式の鎮痛が効果のない場合

| 具体的な臨床の行為 | 「グレー」度 | 対応する概念 |
|---|---|---|
| 鎮痛はそれ以上行わないで，「まあまあの鎮痛」でよしとする（患者は完全には満足していないが） | ・生命予後の短縮の可能性という点ではシロ<br>・苦痛緩和の点では相応的にシロな場合もクロな場合も | 場合によって，通常の緩和治療，または緩和治療のundertreatment |
| オピオイドなど鎮痛薬を増量し，（おそらくそのために）意識が低下する。せん妄が生じれば抗精神病薬と間欠的な睡眠薬で対応する | シロ | 通常の緩和治療，副次的鎮静という人もいる |
| オピオイドなど鎮痛薬を増量し，（おそらくそのために）意識が低下する。治療できないせん妄が生じたので，ミダゾラムを意識がなくなるまで投与する | シロ | 持続的深い鎮静，迅速な深い鎮静 |
| オピオイドなど鎮痛薬の増量だけで効果が不十分と判断して，患者の意識が明確なうちにミダゾラムを患者の意識が完全になくなるまで追加する | ・シロ〜グレー<br>・患者の全身状態によってはグレー（非常に全身状態のいい患者ではクロ） | 迅速な深い鎮静，持続的深い鎮静。クロの場合は安楽死と区別できないゆっくりとした安楽死 |

治ったが痛みが強い（身体は元気）といった患者を何人も何人もみる。こういった慢性疼痛の患者では，現在，有効な鎮痛法がない場合も少なくない。慢性疼痛の患者にも麻薬性鎮痛薬の効果があるだろうという仮定のもとで世界各国でオピオイドが処方されるようになったが，疼痛は結局は緩和されなかった。それにもかかわらず，オピオイド依存の患者が増えたのではないかと反省されている[2, 3]。日本では麻薬が「少ない」から「もっと増やさないと」という文脈で語られる一方，多い国では「多すぎる」と語られている現象は興味深い。

慢性疼痛のすべてが緩和できるわけではない。肺がんはすべて取りきれて術後5年経過したが，腕神経叢切除後の難治の神経障害性疼痛が続いている，緩和ケア医とペインクリニック専門医で協力していろいろな鎮痛を試したが患者の満足のいく鎮痛は得られていない…。でも，ここで，「じゃあ（持続的に）鎮静しますか」とはならないだろう。それは，直感的に，多くの人が，「相応的ではない」と感じているからである。患者の予後が長い（そもそもがんは完治している），まだ新しい鎮痛の治療法があるのかもしれない（いまはなくてもこの先出てくるのかもしれない），だから，痛みの取れるのは不十分でも患者が（ずっと）眠ってしまうような治療は行わない。

このことを頭に置いて，「終末期」ではあるが，日の単位というわけではなく，週の単位は必ずあって，月の単位もひょっとしたらあるかもしれない患者の難治性疼痛を想定してみる。ここまで読み進めた読者は，ここでもやはり「相応性」が最も判断の基準になると思うのではないか。患者の予測される生命予後，苦痛の治療抵抗性，患者の苦痛緩和の意思，この3つのバランスが相応性を決める。

もし，「そのまま（ある程度の鎮痛で）経過を見る」のが許されるならば，それは，苦痛がそれほどでもなく（とても激しい痛みがある時間もあるが，治まっていていい時間を過ごせる時もある），治療抵抗性がまだはっきりしない（試していない治療がまだある），患者の意思がはっきりしない（もう眠りたいと思う時もあるが，いい時間には痛みさえ軽くなればもう少しがんばりたいという気持ちもある），以上のすべて，または，いずれかがある時は，その経過を見ることは，ありうる選択肢だと筆者は考える。逆に，死亡直前で，激痛が24時間続いており，他の対処策は尽きたと複数の医師が確認し，患者が眠らせてほしいという意思を持っているならば，そのまま経過をみるのはundertreatmentである。

### WHO方式で鎮痛できない時の選択肢❷
### 意識が低下するのを前提として，モルヒネを増量する

　（あまり効果がないかもしれないが）モルヒネなどのオピオイドと（難治性疼痛でよく併用される）ケタミンを増量して，結果的に患者が傾眠になってもよしとして増量する行為を考える．傾眠だけならよいが，傾眠の延長線上でせん妄になる場合は，通常のせん妄の治療（抗精神病薬の投与）を行うことが想定される．就眠を図るために夜間や日中に睡眠薬を間欠的に投与する．

　これは通常臨床では最も一般的な「難治性疼痛の経過」ともいえる．疼痛にオピオイドを投与すること自体は薬効のある治療であり，通常の緩和治療である．シロである．人によっては，副次的鎮静と呼ぶ人がいるかもしれない．

### WHO方式で鎮痛できない時の選択肢❸
### モルヒネを増量してせん妄になり，せん妄が通常の方法で緩和できなかったので患者の意識がなくなるまでミダゾラムを投与する

　せん妄がおさまらない時，徐々に投与するか急速に投与するかは別として，ミダゾラムを持続投与して結果的に（意図している場合もある）患者の意識がなくなる状態になってやっと苦痛が緩和することがある．この状態は，「せん妄に対して持続的深い鎮静を行った」ともいえるが，もともとせん妄になった原因は疼痛なので，疼痛に対して鎮静を行ったとも（本質的には）いえる．当然のことながら，いきなりミダゾラムを投与するのではなく，オピオイド量の調節，抗精神病薬の投与や間欠的な睡眠薬の投与を行ったがせん妄が治療抵抗性となった場合である．頻度は少ない．

　筆者の考えは，この臨床行為はシロである．患者に対して有効と考えられる鎮痛治療を行った，その結果せん妄となったが，そのせん妄にも有効と考えられる緩和治療を行った，その両方とも結果的に効果がなかった．患者の苦痛は強いと想定され（せん妄が苦痛であるという前提に立ち），他の有効な方法はないと考えられ，患者も家族もいまの状態が続くことを望まないと想定されるならば．生命予後への影響は確かにあるかもしれないが，短縮する可能性は，痛みの程度，治療抵抗性の確実さ，患者・家族の希望から「相応的に」許容される（と考える人が多いのではないか）と筆者は考える．もちろん，ここで相応的かどうかを判断するのは筆者ではない．判断するのは全体の経過を見て関わっている患者・家族を含めた関係者であり，その背景に日本全体でのコンセンサスが形成されていく必要が

ある．そこでは，「現行の法整備上」という問題と，「本来的に人（の終末期）はどうあるべきか」が区別されて，それぞれが論じられるべきである．

### WHO方式で鎮痛できないときの選択肢❹
### 患者の意識が明確にあるうちに，意識がなくなるまでミダゾラムを投与する

オピオイドを意識が低下する手前まで増量せずに，患者の意識が明確な状況でミダゾラムを投与して患者を昏睡に導くものである．Prologueで紹介した（p.10），NHKの番組で放映された状況である（と思う）．

筆者の考えを先に述べる．この選択は，グレーに近いシロ（シロに近いグレー）である．

シロに近くなる条件をいくつか挙げておきたい．まず，オピオイドの増量を試みなかった医学的理由が明記されているとシロの度合いが高まる．「この疼痛はオピオイドを増量するだけでは緩和しない」（オピオイド抵抗性の疼痛である）という医学的判断がほしい．これは相応性原則での治療抵抗性が確実，という条件に該当することになる．加えて，「痛みが強い（主観的にも，見た感じにも激痛である）」，「患者の（いよいよの時には）苦しくないようにしてほしいという願いが持続的で確実である」があると，シロの度合いがより強くなる．筆者に想定できるような例として，肝転移が出血した時の疼痛，予後が日の単位の患者に生じた骨盤骨や四肢骨の病的骨折で転位の強いもの，消化管穿孔などが思いつく．これらでは，一定量のオピオイドを使用しても鎮痛できない時，鎮痛のみではなくミダゾラムで鎮静を加えることがしばしばある．

この逆であるが，グレーが濃くなる状況がある．本当に麻薬が効かないのか試していない，十分な量で試していない，または，専門家が複数繰り返して診察していない，痛みがそれほど強そうに見えない（痛みは患者の主観的なものであるという前提を筆者はもちろん理解しているが，合間に楽しそうな時間もある），患者の苦しさを取ってほしいという願いは「痛くさえなければ生きていたい」という希望であると考えられる，患者の生命予後がさらに長い──このような要素がある場合には，グレーの度合いが強まると筆者は考える．

ここでのキーワードはやはり相応性だと思う．患者の余命，苦痛の程度，治療抵抗性の確証，患者の希望・意思の点，すべてから総合的に見て，「相応だ」，「いや，相応とは思えない」という意見が両方ありうる．実際，テレビ報道の後，この行為の是非でしばらく取材対象となった医師に数々のメールや手紙が来たようだが，賛否が分かれるのがグレーゾーンを含む証(あかし)でもある．

この医療行為はおそらく現代の表現では，持続的深い鎮静（迅速な深い鎮静）といえる。おそらく最も問題になるのは，典型的な安楽死ではないにもかかわらず，患者の余命を短くすることは十分に予見されていたことだろう。患者が完全に眠るまでは水分や栄養をある程度（なんとかかんとか，痛みの合間で）摂取できていて，がんによる臓器不全はない。したがって，補液をしないなら原疾患ではなく，脱水と腎不全で死亡する。日本の医師であれば「生命予後を短縮しようと思った」とは答えなさそうだが，オランダの医師であれば，「苦痛の緩和をもちろん第一の目的としていたが，生命予後の短縮も全く意図していなかったと言えばウソになるね，意図していたところもある」くらいに答える医師がいるだろう。そうすると，これは，古典的な「ゆっくりとした安楽死」に該当すると考える識者はいるに違いない。にもかかわらず，明確な生命の停止そのものを目的とした安楽死としての確実なクロではない。

筆者の考えは，この医療行為は通常の「終末期がん患者」に適用される限りにおいてはシロ～グレーである。グレーであるから，行為の是非そのものよりも，意思決定の過程にこそ議論の焦点が置かれるべきである。そしてその色合いは，患者の余命，苦痛の強さ，治療抵抗性の確実さ，患者・家族の希望の程度によって，幅がある。

もし，終末期ではない患者に適用されれば，つまり，まだ何年も生命予後がある患者で，食事をとっている患者に対して持続鎮静を行うなら（筆者の経験上，このような事例は緩和ケア専門施設では見たことがないが），現状のコンセンサス下ではクロに近いと思う。慢性疼痛で緩和されない患者，脳卒中後の疼痛の患者全員に該当する可能性があるからである。ただし，筆者は，現状ではクロだからといって，将来にわたっても永遠にクロであることを主張するものではない。はたして自分なら是か非か，国民的議論を促したい。

## Case 4　通常の治療か鎮静か安楽死？
――臓器障害のない患者の精神的苦痛（表4）

**患者の設定**

- 骨転移により下肢麻痺となり，「生きる意味がない，眠らせてほしい」と希望している
- がんはあるが臓器障害はなく，数か月以上の予後は確実に見込める
- 「動けなくなったら最期を迎えたい」という価値観を継続的に持っている

最後の事例である。ここまで，Prologueでもやっとしてはいたものが，すっきりとはしないまでも，なぜすっきりしないのかが読者には共有されてきたことを期待したい。

　臓器に障害はなく数か月以上の予後は確実に見込める「終末期がん患者」が，下肢麻痺になり「生きる意味がない，生きていることがつらい，眠らせてほしい」と日々願い続けている。気持ちは一過性のものではなく，動けなくなったら最期を迎えたいという価値観を持っており，それを比較的若いうちから周囲に表明もしており，いまがまさにその時だと考えていたとする。

　私たちが通常とりうる選択肢として，次の3つを検討する。

❶精神的サポートを続け，意識が低下する方法はとらない
❷夜間を中心に，日中にも睡眠薬で短時間眠れるようにする
❸ミダゾラムを持続的に投与して，患者の意識がないようにする

### 精神的サポートで回復しない場合の選択肢❶
### 精神的サポートを続け，意識が低下する方法はとらない

　多くの専門家が現在とるであろう一般的な選択である。精神的なサポートと並行して，睡眠薬などを用いて夜しっかり眠れるように工夫することになる。夜眠るのは通常の人間の生活であって，鎮静ではなく，「通常の緩和治療」（通常の医療）である。

### 精神的サポートで回復しない場合の選択肢❷
### 夜間を中心に，日中にも睡眠薬で短時間眠れるようにする

　緩和ケア病棟など一定の環境では，夜間に加えて，「精神的につらくて仕方ない時」は日中に数時間眠れるように医学的介入をすることを選択す

表4 ● 精神的苦痛が精神的サポートで回復しない場合

| 具体的な臨床の行為 | 「グレー」度 | 対応する概念 |
|---|---|---|
| 精神的サポートは続けるが，意識が低下する方法はとらない（患者は完全には満足していないが） | シロ | 通常の緩和治療 |
| 夜間を中心にだが，日中も睡眠薬で短時間眠れるようにする | シロ | 通常の緩和治療，間欠的鎮静 |
| ミダゾラムを持続的に投与して患者の意識がないようにする | ●患者の全身状態が日の単位ならグレーに近いシロ<br>●週～月の単位ならグレーから場合によってはクロ | 持続的深い鎮静，迅速な深い鎮静。クロの場合は安楽死と区別できないゆっくりとした安楽死 |

るかもしれない。非経口的に投与するならばフルニトラゼパムやミダゾラムを（ミダゾラムは耐性ができるのでこのような場合には連用はしにくいが），経口的には夜間に使用している睡眠薬を，日中でも使用してもいいという考えである。respite sedationと呼ばれるが，間欠的鎮静と呼ぶ人もいるかもしれない。

　日中に休息をとること自体が生命予後に影響を与えるとは医学的に考えにくい。苦痛の程度によって相応と考えられる場合が多いだろうから，シロである。

### 精神的サポートで回復しない場合の選択肢❸
### ミダゾラムを持続的に投与して，患者の意識がないようにする

　現状では，幅のあるグレーと考える。やはり相応性で考えると，まず気になるのは患者の生命予後である。患者の生命予後が日の単位であれば，数日の間に（原疾患の進行によって）意識障害が生じてくるだろうし，それまでの間を間欠的鎮静で対応して，対応しきれなければ持続的な鎮静を行うのはシロに近いグレー（グレーに近いシロ）であると筆者は考える。患者の差し迫った予後（日の単位），強い患者の苦痛（精神的につらい），数日ではおそらく患者の苦痛を和らげる他の手段はない（まで手を尽くされている），患者の希望が継続してある…相応な選択だといえそうである。

　予後が月の単位であればどうか。患者は何らかの経口摂取を行っていることがほとんどなので，持続的深い鎮静を行うことによって，患者は臓器不全ではなく脱水・腎不全によって死亡する。生命予後は月の単位で短縮する。患者がすぐに亡くなる安楽死とは確かに違う行為であるが，医師の「苦痛緩和のみを意図していた。生命が短縮することは意図していない」という言い方は可能だが，客観的には無理がある。医師によっては，「苦しいのを取ってあげたいともちろん一番に思っていたけど，命も縮まると思っていたよ。意図してた…？　う〜ん…はっきりとは意図してはいなかったけど，そうなるだろうなとは思っていた（予見していた）ね。でもその境目はそうはっきりしない」という医師もいることだろう。

　これを安楽死と呼ぶか，ゆっくりとした安楽死と呼ぶか，予後が月単位の患者の精神的苦痛に対する持続的深い鎮静，と呼ぶかは定義の問題であり，大きな意味はやはりない。この行為の是非を判断する時にどう考えるのがいいのだろうか。相応性で考えてみる。苦痛が強い，他に方法がない，患者の希望がある，のすべてにおいて，精神的苦痛では（痛みなどの身体的苦痛と比較すると）明確に判断できないところが難しい点である。痛みであれば，難しいとはいえ，痛みの強さは見てもわかるし，他の鎮痛オプ

ションは複数の専門家が見れば列記できるし，患者の希望も把握することができる。しかし，精神的苦痛となると，はたして患者の精神的苦痛がどれほどのものなのかは外から見てわかるものではない。治療抵抗性についても，いまの精神的苦痛が何か月かすると時間経過やまわりのサポートや環境の変化や本人の考えの変化でなくならないながらも，少し減って耐えられるくらいになるかもしれない…この可能性を正確に見積もることは相当難しい。患者の「眠らせてほしい」という希望そのものも「いま，ある」のはわかるし，何か月かあけて確認すればそれが「継続している」ことはわかるが，はたして，「本当に患者が希望しているのか」については，誰もが完全には確信を持つことができないに違いない。ここが精神的苦痛を身体的苦痛のように考えられないところである。相応性を判断する根拠を明確にすることが難しいことは「相応ではない」と判断することと同じではないが，それでも，「相応ではない」と感じる読者が多いだろう。筆者の考えは，平均的にいえば，生命予後が月単位の患者の精神的苦痛に対する持続的深い鎮静はクロである（本当に例外的なケースでは，クロに近いグレーはあるかもしれない）。

　では，予後が週の単位であればどうか。これは苦痛の強さ，治療抵抗性の見込み（行うべき緩和治療はおおむねしたかどうか），患者の希望の強さの本当に「相応的な」判断である。総じていえば，グレーの中でシロに近かったり，クロに近かったりする。

　本書のPrologueにおいて，この患者にいろいろな追加の想定を書いて読者のもやもやを促した。つまり，患者を10年以上知っていて確かにそういう価値観であることをよく知っていたらどうだろうか，それほどではなくても1か月ほどの付き合いはあり家族もすべてそう言っていたことを保証してくれたらどうだろうか，逆にあなたは患者と出会ったばかりで患者の意思に確信が持てなければどうだろうか。患者の精神的苦痛の評価に関して，精神科医や臨床心理士や宗教家がみな関われる環境でいたらどうだろうか，あなたしか患者に関わらない環境ならどうだろうか―これらはすべて，相応性の判断基準となる。私たちは，「なんとなくこれは倫理的に正しそうだ（人として正しそうだ）」という判断をするが，それはおおむね同じ物差しにのっているように思える。そこでの基準は患者の予測される予後，苦痛の強さ，治療抵抗性の確実さ，患者・家族の希望や価値観，である。この基準が共通したものであるならば，相応性をキーワードに，安楽死，鎮静，通常の医療行為といった言葉の定義に振り回されることなく，個々の状況の是非を検討することが可能になる。

> **Epilogue のまとめ**
>
> 　ここでは，Prologue で提示したもやっとした状況に筆者なりの解釈を与えた。すべてがすっきりとはしなかったが，少なくともここがあいまいだからすっきりしないのか，という洞察が得られたと読者が感じてくれれば幸いである。ここで挙げた Case に類似する例を含め，筆者が考える相応性の判断を表5にまとめた。これがすべて「正しい」のではない。しかし，私たちはおそらくある程度は似たような基準を持って（意識しないながらも）相応性を判断している。すなわち，患者の予測される予後，苦痛の強さ，治療抵抗性の確実さ，患者・家族の希望や価値観である。
>
> 　本書がせめて，「もやもやしている状況では，何に注目して議論することが実りになるか」を見通すことに貢献できればと願う。

### 表5 ● 自分なら相応性をどう判断するだろうか？

臨床で日常的にありうる状況を，本文で挙げた Case よりもさらに限定して設定した。

| 苦痛 | 治療抵抗性 | 予測される予後 | 患者の希望 | 持続的鎮静の相応性 |
|---|---|---|---|---|
| 呼吸困難 | 肺全体に広がる転移，相当量のモルヒネで苦痛緩和なく意識も低下せず。呼吸数が低下 | 日の単位 | 以前に苦しくないようにしてほしいと言っていた | 高い |
| せん妄 | 肝転移で生じた黄疸による肝性脳症。不穏が著しい。ハロペリドールを10mg使用したが改善なく，フルニトラゼパムの点滴を繰り返す。眠っては起き，起きては眠っての繰り返しである | 日の単位 | 以前に苦しくないようにしてほしいと言っていた | 高い |
| 疼痛 | 骨盤臼蓋の著明な骨転移。体動のたびに痛みがあるため動けない。安静時痛はNRS3程度。オピオイドのレスキューだけでちょっとした動きでの痛みを抑えようとすると過鎮静になる。局所照射は済み，手術適応なし | 骨以外に臓器転移がなく，週～月の単位 | 痛みは取ってほしいが，眠ってしまうのではなく他の方法にチャレンジしたい | 低い<br>種々の神経ブロック手技をトライアルする |
| 抑うつ | 肺がんの多発脳転移。器質的要因と精神的要因の両方によるうつ状態。複数の抗うつ薬に無効。ECT（電気けいれん療法）は禁忌。局所照射は済み | 脳転移以外の臓器障害はないが，脳転移はコントロールがついていない。週～短い月の単位 | ずっと眠りたいと希望。以前に（痛みについては）苦しくないようにしてほしいと希望していた | 低い<br>間欠的鎮静か薬剤投与による夜間の就眠は相応 |
| 精神的苦痛 | 下肢麻痺。臓器の障害はない。うつ病の診断基準は満たさないが，動けないなら生きている意味がないと安楽死を希望。（安楽死が）違法であるなら，鎮静を受けたいと希望 | 月の単位 | 以前に苦しくないようにしてほしいと言っていた。尊厳死協会にも加入 | 低い |

## 文献

1) Morita T, Akechi T, Ikenaga M, et al.: Terminal delirium: recommendations from bereaved families' experiences. J Pain Symptom Manage, 34(6): 579-89, 2007.
せん妄について家族がどう思っているのかを調べた国内の大規模研究。

2) Guiloff RJ, Angus-Leppan H: WHO analgesic ladder and chronic pain: the need to search for treatable causes. BMJ, 352: i 597, 2016.
慢性的な難治性疼痛にどんどん麻薬性鎮痛薬を使うのは間違っていた。

3) Fischer B, Keates A, Bühringer G, et al.: Non-medical use of prescription opioids and prescription opioid-related harms: why so markedly higher in North America compared to the rest of the world? Addiction, 109(2): 177-81, 2014.
北米でオピオイドの使用量が多いのは不適切な使用だからではないか？との警告。

# 安楽死・自殺幇助・自殺・持続的深い鎮静についての筆者個人の考え

　本書では筆者の意見も織り交ぜながら，なるべく現在においてそれなりに多面的な観点からそこそこ標準的である（と筆者は信じている）見解を述べた。しかし，いい最期の迎え方などそもそも人によって違うものであり，これがいいというものがあるわけはない。

　読者にはどうでもいいことかもしれないが，筆者個人の価値観を記載しておきたい。筆者は，大ざっぱにいえば，安楽死・自殺幇助・自殺・持続的深い鎮静のいずれにも個人的に賛成である。もちろん，ホスピスで働く医師として，「生命を人為的に短くしない」という理念に基づいて日常診療を行っているため，安楽死や自殺幇助を実践するものではないし，また，生命予後を明確に短縮する場合の持続的深い鎮静にもよほどの場合でなければ消極的である。病院の倫理委員会の委員としても，現状の日本で受け入れやすい妥当なところに倫理的課題が着地するように意識している。

　その一方，自分個人の「いい死に方」は，ストア学派のいう理性的な自殺である。ただ，通常の「自殺」は苦痛をともなう（結果になる）可能性が高いし，残された家族・友人にも少なからぬ影響を与えてしまいそうである（「森田先生，働きすぎだったから…」と筆者をよく知らない人は言いそ

表● 安楽死・自殺幇助・自殺・持続的深い鎮静のメリット・デメリット

|  | 安楽死 | 自殺幇助 | 自殺 | 持続的深い鎮静 |
|---|---|---|---|---|
| 死を迎える確実さ | 確実に死を迎えることができる | 一定の確率で「失敗」する | 高い確率で「失敗」する | 確実に死を迎えることができる |
| 死の直前の苦痛 | 医師により管理されており，ないとみなされる | 死に至る過程が長引いた場合は苦痛をともなうかもしれない | 苦痛をともなう可能性が高い | 医師により管理されており，ないとみなされる（が，不十分な鎮痛・鎮静であれば苦しいかもしれない） |
| 宗教的認識 | 許容されない場合がある（カソリックなど） | 許容されない場合がある（カソリックなど） | 許容されない場合がある（カソリックなど） | 許容しないことを明確にしている宗教はない |
| 回復可能性（見込みが違っていた場合） | 取り返しはつかない | たまたま「失敗」すれば再評価できる | たまたま「失敗」すれば再評価できる | 理論上は，鎮静状態であっても再評価される限りにおいては，再評価して回復することは可能 |

うだ）。

　医学上管理された自殺幇助は代替手段の1つだが，薬物を内服できなければ実施できないし，少ないとはいえ苦痛をともなう結果になる可能性も否定できない（何十時間も昏睡のような状態が続くことはちょっと想像すると怖い）。

　持続的深い鎮静は筆者にとっては自殺や自殺幇助よりは好ましい選択であって，医学的管理の下にあるので，しっかりと鎮痛・鎮静さえ医師がしてくれれば，苦しさを感じないようにしてもらえるはずである。しかし，中途半端な鎮静になってしまった場合には，実は意識が少し戻っていて，（頭の中で）「楽じゃねえなぁ〜」と思っていても，「穏やかに休まれてますね」と医師や看護師が枕もとで話している状態にならないとは限らない。なんといっても，持続的深い鎮静からもとに戻った人はいても，その時のことを明確に記憶しているとは限らないわけだから，受けてみたら「こんなはずじゃなかった」と思っても時すでに遅し，である。

　安楽死も医師により管理されており，死亡直前の苦痛はないとみなされる点で有望な選択肢である（死ぬ時の体験を2回できる人はいないので，これも本当かどうかはわからないが）。しかし，現行法上難しそうだし，「森田先生，安楽死したんだって…（やっぱり変わってるわねぇ）」みたいな声が聞こえてきて，これも誰かに迷惑をかけそうだ。

　いずれにしろ，不可逆的な選択をした場合のリスクは，「もし見込みが違っていても取り戻せないこと」である。自殺幇助の時に内服したバルビツールで薄れゆく意識の中で，「あ，あれすればまだ痛みが取れたかもしれない…」と思い出しても後の祭りである。これについては，筆者の価値観では，そのような後悔は毎日毎日つきものであり，終末期に限ったことではない。人間，どのように生きていったとしても見込み違いはあると思っているので，後悔はあまりしないと思うが。

　筆者個人の価値観はこんな感じである。できれば，自分である程度死の時を制御したいし，「予想外に苦しい」事態はなんとしても避けたい。そのためには，せっかくある医学技術を自分の苦痛を緩和するために最大限利用したい。そして，死んだ後は，亡くなった人たちとまた会える世界が待っているといいなと思っている。

森田達也

# 索引

## 欧文

### A
agitated delirium | 148
agonía | 148, 159, 162

### B
BISモニター | 142

### C
clinical prediction of survivals (CPS) | 127
$CO_2$ ナルコーシス | 3
Communication Capacity Scale (CCS) | 71, 103
continuous deep sedation (CDS) | 8, 26, 35, 86, 112

### D
Death with Dignity Act | 29
Delirium-Palliative Prognostic Score (D-PaP score) | 128
distinction between intent and foresee | 50
DOLOPLUS-2 | 146

### E
Education in Palliative and End-of-life Care for Oncology (EPEC-O) | 123
European Association for Palliative Care (EAPC) | 29, 101
euthanasia | 27, 126

### F
fMRI | 107, 142
foresee | 50

### G
good death | 150, 153

### I
indirect euthanasia | 126

### J
J-FIND研究 | 103

### L
living dead | 149

### M
Maltoni M | 61, 128
mercy killing | 28

### N
natural analgesia | 137

### P
Palliative Prognostic Index (PPI) | 128, 165
Palliative Prognostic Score (PaP score) | 128
palliative sedation | 35, 86
palliative sedation theraphy (PST) | 36, 112
palliative sedation to unconsciousness (PSU) | 40, 55
performance status (PS) | 62, 84, 129
physician-assisted suicide (PAS) | 27
principle of proportionality | 47
Prognosis in Palliative care Study predictor model (PiPS model) | 129, 166
proportionality | 47, 156
proportional palliative sedation (PPS) | 40, 55
proportional sedation | 4, 41, 114, 116

### Q
quality of death and dying | 150
Quill TE | 40

### R
rapid sedation | 14
rapid sedation to unconsciousness | 114, 117
refractory dyspnea | 2
respite sedation | 16, 173
Richmond agitation-sedation scale-palliative version (RASS-PAL) | 115, 118

### S
slow euthanasia | 34, 39
social death | 149
sudden sedation | 14, 41
Support Team Assessment Schedule (STAS) | 105

### T
terminal restlessness | 148
terminal sedation | 34, 86

### V
Ventafridda V | 32, 40, 78, 112
Visual Analog Scale (VAS) | 102
voluntary stopping eating and drinking (VSED) | 45

### W
WHO方式がん疼痛治療法 | 10, 32, 69, 100
withholding or withdrawal life-supporting treatment | 27

# 索引

## 和文

### あ

アゴニア｜148, 159
浅い鎮静｜26
安寧緩和医療条例｜29, 123
安楽死｜5, 8, 9, 13, 17, **27**, 55, 126, 130, 173
　　──，合法化｜39, 50

### い

「いい最期」｜150
意識化された意図｜50
意思決定｜72, 85
　　──，ガイドライン｜138
　　──に共通する柱｜135
　　──のプロセス｜134
医師
　　──による自殺幇助｜**27**, 130
　　──による生命予後の推定｜127
　　──の燃え尽き傾向｜136
痛みの閾値｜108
意図
　　──，鎮静における｜5, 13, 26, 37, 39, 41, 48, 52, 112, 130, 165
　　──と予見の区別の問題｜50

### え

エスノグラフィー｜94

### お

オピオイド
　　──，神経毒性｜12
　　──の投与量，鎮静前の｜70
オピオイド依存｜168
お迎え体験｜91

### か

ガイドライン
　　──，意思決定｜138
　　──，鎮静｜36, 38, 113
下顎呼吸｜141, 144
過活動型せん妄｜148
間欠的鎮静｜8, 26, 164, 173
看護師の負担感｜136
間接的安楽死｜126

### き

機能的MRI｜107, 142
休息のための鎮静｜16
共変量｜60

### く

苦痛緩和のための鎮静｜35, 36, 141

クモ膜下鎮痛｜11, 106

### け

傾向スコアマッチング｜63
経皮フェンタニル｜101
血中濃度，ミダゾラム｜115, 119
現象学｜91
倦怠感｜68

### こ

高カルシウム血症｜136
抗精神病薬，せん妄｜6, 162
呼吸困難｜68
　　──，ミダゾラム｜4, 105, 160
　　──，モルヒネ｜1, 102, 105, 112, 158
呼吸抑制
　　──，フルニトラゼパム｜81
　　──，ミダゾラム｜126
　　──，モルヒネ｜160
コクランレビュー｜68
好ましい効果｜47
好ましくない効果｜47, 51

### さ

在宅における鎮静｜82

### し

自殺幇助，医師による｜**27**, 130
自殺幇助，合法化｜28
自然の麻酔｜137
持続的鎮静｜26
　　──の頻度｜77
持続的深い鎮静｜5, 8, 26, 35, 86, 112, 164, 171, 173
　　──の2つのパターン｜40
実存的苦痛｜155
慈悲殺｜28, 130
社会的な死｜149
社会的望ましさバイアス｜39
周術期における鎮痛と鎮静｜121, 141
終末期鎮静｜34, 86
術中覚醒｜142
消極的安楽死｜29
初期ローディング，ミダゾラム｜114, 117, 161, 165
自律性｜56
自律性原則｜45
神経過敏症候群｜12
神経叢の痛み｜10
神経毒性，オピオイド｜12

### す

スピリチュアルケア｜107
スピリチュアルペイン｜155

## せ

正義・公平原則｜45
精神的苦痛に対する鎮静｜15, 38, 68, 83, 86, 107, 155, 171
精神的ケアの標準化｜107
精神的サポート｜16, 172
生命予後
　──の推定，医師による｜127
　──の短縮｜5, 9, 13, 47, 49, 52, 59, 124, 171
生命倫理の4原則｜45
セデーション｜112
セントクリストファーズホスピス｜4, 9, 33, 74, 78, 112
せん妄｜6, 68, 91, 148, 169
　──，抗精神病薬｜6, 162
　──，鎮痛薬による｜12
　──，ベンゾジアゼピン系薬剤｜7
　──，ミダゾラム｜8, 164
　──，予後予測因子｜128

## そ

相応性｜**47**, 53, 56, 150, 156, 161, 168, 170, 174
相応性原則｜47, **53**, 134, 161, 170
尊厳死｜29
尊厳死立法｜123

## た

「耐えがたい苦痛」の定義｜36, 93
段階的増量，ミダゾラム｜114, 116

## ち

調整変数｜60
治療抵抗性｜2
治療の差し控え・中止｜**27**, 29, 126
　──，合法化｜123
鎮静｜**25**
　──，在宅｜82
　──，対象症状｜12
　──だけ行っても鎮痛はできない｜121
　──と安楽死の違い，古典的定義｜29
　──に関する説明｜73
　──に使用される薬剤｜75
　──に対する家族の評価｜76
　──の「意図」｜5, 13, 26, 37, 39, 41, 48, 52, 112, 130, 165
　──の合併症｜74
　──の現状｜69
　──の効果｜74
　──の呼称｜35
　──の対象患者｜38, 82
　──の対象症状｜68, 93
　──の定義｜25, 36
　──の適応の再検討｜166
　──のパターン｜40
　──の標的症状｜68
　──の頻度｜77
　──の分類｜26
　──は死を早めるのか？｜59
　──プロトコール｜113, 116, 119
　──を受ける前のオピオイドの投与量｜70
鎮静施行率，日本｜79
鎮静前後の輸液｜71
鎮痛と鎮静，周術期における｜121, 141
鎮痛薬，耐性｜10

## て

典型的な安楽死｜17

## な

ナンシー・クルーザン事件｜28
難治性疼痛｜10, 13, 70, 166

## に

二次的鎮静｜25
二重効果の原則｜6, 9, **46**, 56, 126, 160
　──に対する反論｜48
日本語版DOLOPLUS-2｜146
人間らしさ｜149

## ね

眠るような最期｜150

## の

望ましい最期
　──，日本人にとっての｜150
　──，東アジア3国の｜153

## ひ

標準治療｜99, 105

## ふ

フェノバルビツールによる浅い鎮静｜81
深い鎮静｜26
副次的鎮静｜3, 12, **25**, 160, 164, 169
フルニトラゼパム，呼吸抑制｜81
プロトコールによる定義，鎮静｜113
文化差｜138

## へ

平穏死｜29
ベンゾジアゼピン系薬剤，せん妄｜7

## ま

マッチドコホート研究｜62
慢性疼痛｜167

## み

ミオクローヌス｜4, 12

# 索引

ミダゾラム
 ――，呼吸困難｜4, 105, 160
 ――，初期ローディング｜**114**, 117, 161, 165
 ――，せん妄｜8, 164
 ――，耐性｜81
 ――，段階的増量｜114, 116
 ――の投与方法｜113
 ――の早送り｜115, 161, 165
身の置き所のなさ｜7, 68, 93, 148

## む

無加害原則｜45

## め

メサドン｜11

## も

モルヒネ
 ――，呼吸困難｜1, 102, 105, 112, 158
 ――による鎮静｜75, 112

## ゆ

輸液，鎮静前後の｜71
輸液中止｜38, 86
ゆっくりとした安楽死｜34, 171, 173

## よ

与益原則｜45
予見｜50
予後予測，医師による｜127
予後予測指標｜128
 ――の精度｜129
予後予測尺度｜**128**, 165
淀川キリスト教病院ホスピス｜78
余命の予測｜128

## ら

ランダム化試験｜59

## り

倫理原則｜45